Bert H. G. Kittkowske

Interaktive Effekte dentaler Kunststoffbestandteile

Bert H. G. Kittkowske

Interaktive Effekte dentaler Kunststoffbestandteile

- Eine Untersuchung von biologisch interaktiven Effekten ausgelöst durch zahnärztliche Kunststoffbestandteile in vitro -

Südwestdeutscher Verlag für Hochschulschriften

Impressum/Imprint (nur für Deutschland/only for Germany)
Bibliografische Information der Deutschen Nationalbibliothek: Die Deutsche Nationalbibliothek verzeichnet diese Publikation in der Deutschen Nationalbibliografie; detaillierte bibliografische Daten sind im Internet über http://dnb.d-nb.de abrufbar.
Alle in diesem Buch genannten Marken und Produktnamen unterliegen warenzeichen-, marken- oder patentrechtlichem Schutz bzw. sind Warenzeichen oder eingetragene Warenzeichen der jeweiligen Inhaber. Die Wiedergabe von Marken, Produktnamen, Gebrauchsnamen, Handelsnamen, Warenbezeichnungen u.s.w. in diesem Werk berechtigt auch ohne besondere Kennzeichnung nicht zu der Annahme, dass solche Namen im Sinne der Warenzeichen- und Markenschutzgesetzgebung als frei zu betrachten wären und daher von jedermann benutzt werden dürften.

Coverbild: www.ingimage.com

Verlag: Südwestdeutscher Verlag für Hochschulschriften GmbH & Co. KG
Dudweiler Landstr. 99, 66123 Saarbrücken, Deutschland
Telefon +49 681 37 20 271-1, Telefax +49 681 37 20 271-0
Email: info@svh-verlag.de

Zugl.: Hannover, MHH, Diss., 2011

Herstellung in Deutschland:
Schaltungsdienst Lange o.H.G., Berlin
Books on Demand GmbH, Norderstedt
Reha GmbH, Saarbrücken
Amazon Distribution GmbH, Leipzig
ISBN: 978-3-8381-2816-0

Imprint (only for USA, GB)
Bibliographic information published by the Deutsche Nationalbibliothek: The Deutsche Nationalbibliothek lists this publication in the Deutsche Nationalbibliografie; detailed bibliographic data are available in the Internet at http://dnb.d-nb.de.
Any brand names and product names mentioned in this book are subject to trademark, brand or patent protection and are trademarks or registered trademarks of their respective holders. The use of brand names, product names, common names, trade names, product descriptions etc. even without a particular marking in this works is in no way to be construed to mean that such names may be regarded as unrestricted in respect of trademark and brand protection legislation and could thus be used by anyone.

Cover image: www.ingimage.com

Publisher: Südwestdeutscher Verlag für Hochschulschriften GmbH & Co. KG
Dudweiler Landstr. 99, 66123 Saarbrücken, Germany
Phone +49 681 37 20 271-1, Fax +49 681 37 20 271-0
Email: info@svh-verlag.de

Printed in the U.S.A.
Printed in the U.K. by (see last page)
ISBN: 978-3-8381-2816-0

Copyright © 2011 by the author and Südwestdeutscher Verlag für Hochschulschriften GmbH & Co. KG and licensors
All rights reserved. Saarbrücken 2011

INHALTSVERZEICHNIS

1 Einleitung 1
  1.1 Bestandteile zahnärztlicher Kunststoffe 2
  1.2 Polymerisation zahnärztlicher Kunststoffe 3
  1.3 Freisetzung von Bestandteilen zahnärztlicher Kunststoffe 5
  1.4 Bestimmung des zytotoxischen Potenzials 7
  1.5 ROS und zahnärztliche Kunststoffe 11
  1.6 Intrazellularer GSH-Gehalt und zahnärztliche Kunststoffe 12
  1.7 Das zytotoxische Potenzial der Testsubstanzen 14
    1.7.1 TEGDMA 14
    1.7.2 Bis-GMA 16
    1.7.3 CQ 17
  1.8 Problemstellung und Ziele der Arbeit 19
2 Materialien und Methoden 21
  2.1 Materialien 21
    2.1.1 Zahnärztliche Werkstoffe 21
    2.1.2 TEGDMA 21
    2.1.3 Bis-GMA 21
    2.1.4 CQ 22
    2.1.5 Zellen 23
    2.1.6 Zellkulturmedium, Lösungen, Puffer 23
      2.1.6.1 Kulturmedium 23
      2.1.6.2 Penicillin/Streptomycin-Lösung 23
      2.1.6.3 Trypsin/EDTA-Lösung 24
      2.1.6.4 PBS-Puffer 24
      2.1.6.5 Trypanblaulösung 1 % 24
      2.1.6.6 Nonidet® P-40-Lösung 1 % 24
      2.1.6.7 Reagenzien für Mikrotiterplattenassays 25
    2.1.7 Geräte und Hilfsmittel 26
      2.1.7.1 Geräte 26
      2.1.7.2 Hilfsmittel 26
      2.1.7.3 Chemikalien 26
  2.2 Methoden 28
    2.2.1 Zellkultur 28
      2.2.1.1 Gewinnung von Primärkulturen 28
      2.2.1.2 Stammkonservierung 28
      2.2.1.3 Erhaltungskultur 28
      2.2.1.4 Herstellung der Inkubationslösung, Behandlung 29
    2.2.2 Analytik 31
      2.2.2.1 Zellzahlbestimmung mit der Thomakammer 31
      2.2.2.2 Phasenkontrastmikroskopie 31
      2.2.2.3 Proteinbestimmung nach Bradford (1976) 31
      2.2.2.4 Proteinbestimmung mit dem Sulforhodamin B-Farbstoff ... 32
      2.2.2.5 Indirekte Zytotoxizitätsmessung mit dem LDH-Test 33
      2.2.2.6 Vitalitäts- und Gesamtzellzahlbestimmung mit dem Propidiumiodid-Test (PI-Test) 35
      2.2.2.7 Messung des intrazellulären Glutathiongehalts von adhärenten Zellen (MBBr-Assay) 36
      2.2.2.8 Messung der Bildung von ROS (DCFH-Assay) 36
      2.2.2.9 Statistische Auswertung 37
3 Ergebnisse 38

3.1 Die Zytotoxizität von TEGDMA, Bis-GMA und CQ über 24 h 38
   3.1.1 Die Zytotoxizität von TEGDMA 38
   3.1.2 Die Zytotoxizität von Bis-GMA 41
   3.1.3 Die Zytotoxizität von CQ 44
   3.1.4 Zusammenfassung 46
3.2 Die Zytotoxizität von TEGDMA in Kombination mit CQ oder Bis-GMA über 24 h. 47
   3.2.1 Die Zytotoxizität von TEGDMA in Kombination mit CQ über 24 h 47
   3.2.2 Die Zytotoxizität von TEGDMA in Kombination mit Bis-GMA über 24 h 50
3.3 Die Zytotoxizität von TEGDMA in Kombination mit CQ oder Bis-GMA über 72 h. 54
   3.3.1 Die Zytotoxizität von TEGDMA in Kombination mit CQ über 72 h 54
   3.3.2 Die Zytotoxizität von TEGDMA in Kombination mit Bis-GMA über 72 h 58
3.4 Glutathion- und ROS-Bestimmung über 24 h 63
   3.4.1 Bestimmung der Zytotoxizität und des Glutathion-Gehalts nach Behandlung mit TEGDMA und CQ über 24 h 63
   3.4.2 Glutathion-Gehalt und ROS-Bildung nach Behandlung mit TEGDMA und Bis-GMA über 24 h 66
3.5 Glutathion- und ROS-Bestimmung über 90 min 70
   3.5.1 Intrazellularer Glutathion-Gehalt und ROS-Bildung nach Behandlung mit TEGDMA und CQ in Kombination über 90 min (Versuchsansatz A) 71
   3.5.2 Intrazellularer Glutathion-Gehalt und ROS-Bildung nach Behandlung mit TEGDMA und CQ in Kombination über 180 min (Versuchsansatz B) 74
3.6 Mikroskopische Auswertung der Zytotoxizität 77
   3.6.1 DMSO 77
   3.6.2 Triton 78
   3.6.3 TEGDMA 78
   3.6.4 Bis-GMA 79
   3.6.5 CQ 79
   3.6.6 TEGDMA und CQ in Kombination 80
   3.6.7 TEGDMA und Bis-GMA in Kombination 82
4 Diskussion 83
  4.1 Beurteilung und vergleichende Betrachtung der Testmethoden 83
   4.1.1 Versuchsbedingungen 83
   4.1.2 Testsysteme 85
  4.2 Bewertung der Zytotoxizität der untersuchten Einzelsubstanzen 88
   4.2.1 TEGDMA 88
   4.2.2 Bis-GMA 90
   4.2.3 CQ 92
  4.3 Einfluss von Kunststoffbestandteilen auf den zellulären Stoffwechsel 95
  4.4 Einfluss von Kunststoffbestandteilen auf den oxidativen Status von Zellen 98
  4.5 Schlussfolgerung und Ausblick 101
5 Zusammenfassung 103
6 Literaturverzeichnis 104
7 Anhang 121
  7.1 Abkürzungen 121
  7.2 Chemische Elemente/Verbindungen 124
  7.3 Danksagung 126

1 Einleitung

Die kontroversen Diskussionen um den Füllungswerkstoff Amalgam einschließlich der Indikationseinschränkung für Amalgam durch das Bundesinstitut für Arzneimittel und Medizinprodukte 1992 (BfArM, früher Bundesgesundheitsamt, BGA) sowie die gestiegenen ästhetischen Ansprüche in der Bevölkerung veranlassen immer mehr Patienten zahnfarbene Restaurationen zu bevorzugen (Geurtsen et Schoeler 1997, Geurtsen 2003).

Alternativen zu Amalgam lassen sich zum einen in indirekte Füllungsmaterialien, die außerhalb der Mundhöhle gefertigte Werkstücke umfassen (Inlays, Kronen und Brücken) und zum anderen in direkte plastische Füllungsmaterialien unterteilen. Zu den modernen direkten zahnärztlichen Füllungsmaterialien zählen Komposite und deren Derivate (z. B. Ormocere, Mikrofüllerkomposite, Hybridkomposite, Kompomere, Glasionomerzemente (GIZ) und kunststoffmodifizierte GIZ). Direkte Kunststoff-Füllmaterialien können weiter hinsichtlich ihrer Härtungs-(Polymerisations-)art in chemisch-härtende, lichthärtende und sogenannte Duale-Systeme (welche beide Polymerisationsarten vereinen) unterteilt werden. Die lichtaktivierbaren Systeme werden im klinischen Einsatz vermehrt bevorzugt, als Photo-Initiator wird hier in Kunststoff-Füllmaterialien am häufigsten Campherchinon (CQ) verwendet. Mit Hilfe der Lichtaktivierung und der Bildung von Radikalen reihen sich die Monomere (wie z. B. Bisphenol-A-Glycidyl-Methakrylat (Bis-GMA)) und Komonomere (wie z. B. Triethylenglykol-Dimethakrylat (TEGDMA)) zu langen Ketten aneinander. Diese Kettenreaktion läuft nicht vollständig ab, durch sterische Hinderung werden nicht sämtliche Monomere umgesetzt. Aufgrund der komplexen chemischen Zusammensetzung und der unvollständigen Monomer-Polymer-Konversion können diese Substanzen in der Mundhöhle in Lösung gehen (Ferracane et Condon 1990, Ferracane 1994, 1995, Spahl et al. 1991, 1994, 1998, Geurtsen 1998, Geurtsen et al. 1998a/b, Finer et Santerre 2003, 2004). Die (Ko-) Monomere, Additiva und Polymerisationsprodukte werden an die der Zahnfüllung benachbarten Gewebe abgegeben und können negative lokale oder systemische Effekte induzieren (Geurtsen 2000, 2003). Darauf aufbauend wurde in vielen Studien der letzten Jahrzehnte das zytotoxische Potenzial der Einzelsubstanzen an verschiedenen Zellen untersucht (Hanks et al. 1991, Schmalz 1994, Geurtsen et al.1998b, Geurtsen 2000, 2003, Schmalz et al. 2000, Bouillaguet et al. 1996, 2004, Engelmann et al. 2003, 2004, Goldberg 2008, Chang et al. 2009, Volk et al. 2009).

Mit der vorliegenden Arbeit sollen mögliche Interaktive Effekte von Kompositbestandteilen auf die Zytotoxizität, wie sie von Ratanasathien et al. (1995) beschrieben worden sind, identifiziert und auf ihre Auswirkung auf den Redox-Haushalt der Zelle untersucht werden.

1.1 Bestandteile zahnärztlicher Kunststoffe

Ein zahnärztlicher Komposit-Füllungskunststoff besteht aus einer polymerisierbaren organischen Matrix, einer anorganischen Füllerkomponente und einem Silan-Verbund, welcher die organischen und anorganischen Komponenten chemisch verbindet (Ferracane 1995, Spahl et Budzikiewicz 1994). Die organische Matrix besteht aus Monomeren, Komonomeren und diversen Additiva (z. B. Initiatoren, Koinitiatoren, Inhibitoren oder Photostabilisatoren). Das eigentliche Grundgerüst wird aus langkettigen (Basis-)Monomeren, wie z. B. Bis-GMA und Urethandimethakrylat (UDMA) gebildet. Bis-GMA ist das in heutigen Komposit-Kunststoffen am häufigsten verwendete Basismonomer. Um die stark viskösen Basismonomere verarbeiten zu können, werden diese mit (Ko-)Monomeren, wie z. B. Ethylenglykol-Dimethakrylat (EGDMA), Diethylenglykol-Dimethakrylat (DEGDMA), TEGDMA und Bisphenol A Dimethakrylat (Bis-DMA) verdünnt. Die Härtung eines Kompositmaterials durch eine radikalische Polymerisation wird durch ein Redox-Initiator/Koinitiator-System gestartet und unterhalten (Reichl et al. 1999, Chen et Schärer 1996, Behr et Rosentritt 2003). Der wichtigste Photoinitiator, ein α-Diketon, ist das CQ. Als Ko-Initiatoren werden reduzierende Agenzien (z. B. tertiäre aliphatische Amine, wie z. B. Diethylaminoethanol (DEAE), 4-N,N-Dimethylamino-phenylethanol (DMAPE), Diethylaminobenzoesäureethylester (DMABEE) oder N,N-Dimethyl-*p*-toluidin (DMT)) eingesetzt. Weitere Additiva der organischen Matrix sind Inhibitoren, wie z.B butyliertes Hydroxytuluol (BHT), Hydroquinonmonomethylether (García et al. 2006) oder Eugenol, die eine ausreichende Haltbarkeit und Verarbeitungsbreite gewährleisten. Durch die Zugabe von Photostabilisatoren, wie z. B. 2-Hydroxy-4-Methoxybenzophenon (HMBP), kann die altersbedingte Gelbverfärbung der Kunststofffüllung durch UV-Strahlung gehemmt werden.

In die Polymermatrix sind anorganische Füllstoffe eingebettet, welche die mechanischen Eigenschaften, wie z. B. Druckfestigkeit und Abrasionsstabilität verstärken (Müller et al. 1997). Füllkörper bestehen z. B. aus Bor-, Lithium-, Aluminium-, Barium-

Silikat oder Siliziumdioxid (SiO$_2$) und anderen Quarzen und Gläsern. Eine Radioopazität wird durch den geringen Zusatz von spezifischen Gläsern, die z. B. Barium, Strontium oder Zink enthalten, erreicht (Øsæd 1986). Der Anteil an anorganischen Füllstoffen insgesamt beträgt heute durchweg mindestens 60 Gew. %. Durch den Einsatz von viskositätssenkenden Komonomeren wie z. B. TEGDMA, DEGDMA, EGDMA etc., lässt sich der anorganische Fülleranteil auf bis zu 85 Gewichtsprozent bei den modernen Feinpartikel-Hybridkompositen erhöhen (Geraldi et Perdigao 2003, Condon et Ferracane 1997). Ein hoher Fülleranteil wirkt dem Polymerisations-Schrumpf entgegen, der durch die Verkettung beim Polymerisationsvorgang als chemisch bedingter Volumenverlust entsteht. Der Volumenverlust liegt linear zwischen 0,2 und 1,9 % und volumetrisch zwischen 2 und 4 % Volumenprozent (Peutzfeldt 1997).

Ein direkter chemischer Verbund durch eine kovalente Bindung zwischen der organischen und anorganischen Phase ist nicht möglich. Man bedient sich eines Kopplungsagens, welches sowohl hydrophile als auch hydrophobe Eigenschaften aufweist. Als Kopplungsagens wird meist das Silan (Alkoxysilan, 3-Methakryloxypropyl-Trimethoxysilan) verwendet, welches durch eine Ester-Reaktion an den Alkoxy-Gruppen des Silans mit den Silanolgruppen der Silikatoberfläche kovalent eine Verbindung mit den Füllerpartikeln schafft. Die „silanisierten" Füllstoffpartikel werden dann über die ungesättigten Vinyl- oder Methacryl-Gruppen des Silans mit den Basis- und Komonomeren in das Polymergeflecht eingebunden (Viohl et al. 1986). Die Silan-Verbindung stellt eine Schwachstelle des Kunststoffsystems dar, da dieser Verbund leicht durch saure Hydrolyse von Speichelesterasen gelöst werden kann (Santerre et al. 1999, 2001, Finer et Santerre 2003, 2004). Dies kann zum Verlust der Füllstoffe und nachfolgend zu einer höheren Verschleißanfälligkeit führen.

1.2 Polymerisation zahnärztlicher Kunststoffe

Voraussetzung für die Polymerisation von Monomeren zu Polymerketten sind ungesättigte Mehrfachbindungen, die sich durch Energie aufspalten lassen, so dass sich über eine Kettenreaktion an jedes Molekül über freie Bindearme weitere Moleküle anbinden können (Additionsvernetzung). Die Polymerisation läuft in drei Stufen ab:

1. Startreaktion durch Radikalbildung mit Hilfe von z. B. Lichtenergie
2. Wachstumsreaktion der Monomere zu Polymerketten
3. Abbruchreaktion z. B. durch sterische Hinderung

Moderne photoaktivierbare zahnärztliche Kunststoff-Füllmaterialien werden mit sichtbarem Licht der Wellenlänge 380 bis 520 nm (blaue Region) aktiviert. Das Molekül CQ (maximaler Absorptions-Peak bei 468 nm) wird durch Lichtbestrahlung in einen angeregten Triplettzustand gehoben und es geht mit einem Reduktionsagens (z. B einem tertiären Amin) eine Reaktion ein. Dieser angeregte Charge-Transfer-Komplex (Exciplex) zerfällt unter Reduktion von CQ in Radikale (Stansbury 2000). Die tertiären Amine liefern die Elektronen für die Photoreduktion und werden selbst zu freien Radikalen (Park et al. 1999). Diese interagieren mit den ungesättigten C=C-Doppelbindungen der Kompositmonomere (bifunktionelle Moleküle) und es erfolgt ein radikalisches Kettenwachstum (lineare und dreidimensionale Vernetzung). Während der Polymerisation werden nicht alle Doppelbindungen der Monomere vollständig umgesetzt. So konnten Geurtsen (1998) und Ferracane und Condon (1990) sowie Ferracane (1994) in mehreren Studien zur Restmonomer-Konzentration den Polymerumsatz identifizieren und beschrieben einen Umsatz von lediglich 35 bis 77 %. Durch eine ungenügende Konversion werden die mechanischen Eigenschaften deutlich verschlechtert, da unreagierte funktionelle Gruppen als „Weichmacher" wirken, welche die Abrasionsstabilität des Materials verringern und die Flüssigkeitsaufnahme begünstigen (Elliott et al. 2001). Der Restmonomergehalt ist bei ungenügender Konversion erhöht (Spahl et al. 1991, Caughman et al. 1991, Spahl et Budzikiewicz 1994, Spahl et al. 1998). Kompositmaterialien müssen folglich ausreichend lange mit genügend hoher Intensität polymerisiert werden. So kann gewährleistet werden, dass eine ausreichende Härte erreicht wird und die Restmonomerkonzentration gering ist.

Alle unreagierten Stoffe unterschiedlicher chemischer Natur, wie Matrixmonomere, Komonomere und Initiatoren bis hin zu Stabilisatoren besitzen ein toxikologisches Potenzial. Die Identifizierung der im auspolymerisierten Material vorhandenen Restmonomere und Additiva und deren toxikologisches oder teratogenes Potenzial waren bereits Gegenstand etlicher Untersuchungen (Hanks et al. 1996, Yoshii 1997, Geurtsen et al. 1998b, Spahl et al. 1998, Spagnuolo et al. 2004, Winter et al. 2005, Masuki et al. 2007, Schweikl et al. 2008).

1.3 Freisetzung von Bestandteilen zahnärztlicher Kunststoffe

Der Löseprozess von Bestandteilen zahnärztlicher Füllungskunststoffe in der Mundhöhle ist komplex, da ständig wechselnde Nahrungsbestandteile, die Bewegung der Muskulatur und der Speichelfluss zu einer ununterbrochenen „Auslaugung" führen. Unabhängig von Komposit und Extraktionsmedium wird generell beobachtet, dass aus der Kunststoff-Matrix anfänglich sehr viele Substanzen extrahiert werden, deren Menge mit der Zeit abnimmt. Hauptsächlich werden Substanzen aus zahnärztlichem Kompositfüllmaterial durch zwei Mechanismen frei: Zum einen können nach der Polymerisation ungebundene (Ko-)Monomere und Additiva mit Hilfe von Speichel oder Nahrungsbestandteilen in Lösung gehen. Zum anderen können Verschleißeffekte durch Abrasion sowie hydrolytische Desintegration durch unspezifische Speichelenzyme dazu beitragen, Degradationsprodukte von der polymerisierten Matrix freizusetzen (Larsen et al. 1992, Ferracane 1994, Geurtsen 1998, Geurtsen et al. 1998a/b, Örtengren 2000, Jaffer et al. 2002, Santerre et al. 1999, 2001, Finer et Santerre 2003, 2004). Des Weiteren wurden anorganische Füllstoffe von zahnärztlichen Kompositen in wässrigen Eluaten in Spuren nachgewiesen, das zytotoxische Potenzial der Füllstoffe kann als gering eingestuft werden (Øysæd 1986). Insgesamt setzen Füllstoffe aus Quarz weniger Substanzen frei als solche aus Gläsern, die Barium enthalten (Söderholm et al. 2000). In einer Studie von Geurtsen et al. (1998b) war die freigesetzte Menge an Substanzen aus den Füllstoffen über sechs Monate hinweg konstant und verringerte sich über diesen Zeitraum nicht.

Die „Auslaugung" oder „Extrahierbarkeit" von Monomeren aus dentalen Kompositfüllmaterialien ist in der Literatur mehrfach beschrieben worden (Ferracane et Condon 1990, Spahl et al. 1991, Spahl et Budzikiewicz 1994, 1998, Hamid et Hume 1997, Örtengren et al. 2001, Mazzaoui et al. 2002). Insgesamt werden ca. 2 Gew. % der Kunststoff-Matrix eluiert (Ferracane et Condon 1990). Mit unterschiedlichen Elutionsverfahren wurde in vergangenen Studien versucht, die Auslaugung, wie sie in der Mundhöhle stattfinden könnte, zu simulieren. Die Elution wird durch folgende Faktoren beeinflußt: (1.) Größe und die chemischen Strukturcharakteristika der Substanzen; (2.) Lösungsmittel, welches für die Elution gewählt wird; (3.) qualitative und quantitative Zusammensetzung der Komposite.

(1.): Es konnte nachgewiesen werden, dass kleine Moleküle mit großer Mobilität, wie z. B. das Komonomer TEGDMA, bereits innerhalb weniger Stunden nach Polymerisation eluiert werden, im Vergleich zu größeren und sperrigen Molekülen wie z. B. dem Monomer Bis-GMA, welches nach Tagen nur in geringen Mengen eluiert wurde (Tanaka et al. 1991, Geurtsen 1998, Geurtsen et al. 1998a/b, 1999a/b, Ferracane 1995, Spahl et Budzikiewicz 1994, Spahl et al. 1998). Einen hohen Anteil im Elutionsmedium bildet dabei in der Regel das TEGDMA (Hamid et Hume 1997). Nach der Polymerisation lassen sich Additiva wie z.b. CQ in sehr hohen Anteilen von 30 bis 90 % der eingesetzten Gesamtkonzentration lösen, was auf die gute Beweglichkeit der kleinen Moleküle im Komposit zurückgeführt werden kann (Spahl et Budzikiewicz 1994, Spahl et al. 1998, Geurtsen 1998, Geurtsen et al. 1998a/b, 1999a/b).

(2.): Für den Elutionsprozess wurden in vielen Studien unterschiedliche Extraktionsmedien verwendet. Eine nahezu vollständige Elution aller organischen Bestandteile von dentalen Kompositen konnte mit organischen Extraktionsmedien, wie z. B. Methanol und Ethanol, erzielt werden (Ferracane et Condon 1990, Spahl et al. 1991, Geurtsen 1998, Geurtsen et al. 1998a, 1999a/b, Hamid et al. 1998). Zum Beispiel konnte aus auf Methakrylat basierenden Kompositen und dem Extraktionsmedium Methanol innerhalb von 3 Tagen ca. 2,6 bis 7,3 Gew. % Restmonomergehalt extrahiert werden; in Wasser war die Extraktion um einiges geringer (0,2 bis 0,6 Gew. %) (Spahl et al. 1991). Um die Situation in der Mundhöhle möglichst exakt simulieren zu können, wurden verschiedene Extraktionsmedien gewählt, wie z. b. künstlicher Speichel, Wasser und verschiedene organische Lösungsmittel, wie z. B. Azeton und Chloroform. Als ein Ersatz für Speichel und diverse Nahrungsbestandteile wurde in einigen Studien ein Gemisch aus Ethanol/Wasser (75%/25%) eingesetzt (Lee et al. 1998, Ferracane 1994). Zum Beispiel zeigten Sideridou und Achilias (2005) an zwei Kompositen und vier häufig verwendeten Einzelmonomeren mit dem Lösungsmittelgemisch Ethanol/Wasser (75%/25%) und HPLC-Analyse, dass TEGDMA komplett nach 3 Tagen auslaugte und die Freisetzung von Bis-GMA erst nach ca. 6 Tagen annähernd komplett war, während die Elution anderer Monomere bis zu 30 Tage andauerte. Eine Elutionsstudie von sechs gebräuchlichen Kompositen mit dem Lösungsmittel Wasser über einen Zeitraum von 4 h, 24 h und 7 d, 60 d und 180 d mit HPLC-Analyse zeigte, dass vorwiegend TEGDMA aus Kompositmaterialien eluiert wird (Örtengren et al. 2001). Während der gesamten Testperiode (180 d) wurde Bis-GMA nur in Spuren identifiziert. In dieser Studie konnte zudem gezeigt werden, dass die maximale Monomerkonzentration in einem Zeitraum von 7 Tagen ausgelaugt werden konnte.

(3.): In welcher Quantität (Ko-)Monomere und Additiva letztendlich aus einer zahnärztlichen Kompositfüllung unter den Bedingungen der Mundhöhle auslaugen, ist noch nicht abschließend geklärt. Es wird vermutet, dass ca. 1/10 der unreagierten Methakrylat-Gruppen als Restmonomer vorliegen (Ferracane 1994). Und es ist bekannt, dass bis zu 60 verschiedene organische Inhaltsstoffe aus herkömmlichen Kompositen mit Wasser und Methanol extrahiert werden können (Spahl et al. 1991, Spahl et Budzikiewicz 1994, Spahl et al. 1998). Interessanterweise ließen sich mehr Substanzen aus den polymerisierten als aus den unpolymerisierten Extrakten identifizieren. Das bedeutet, dass während der Polymerisation zusätzliche organische Substanzen als Reaktions- oder Abbauprodukte entstehen. Letztendlich besitzen alle Substanzen, die aus Kunststoff-Füllmaterialien frei werden, ein toxikologisches Potenzial (Geurtsen et al. 1998b). Nach dem *Registry of Toxic Effects of Chemical Substances* (RTECS) des *National Institute for Occupational Safety and Health* (NIOSH) sind diese Substanzen als entweder reizend, ätzend oder toxisch klassifiziert worden.

1.4 Bestimmung des zytotoxischen Potenzials

Zahnärztliche Füllungswerkstoffe können nicht nur lokale Effekte, wie eine akute oder chronische Entzündungsreaktion der Pulpa und Gingiva auslösen, sondern auch allergische, teratogene, mutagene oder tumorgene Reaktionen verursachen (Leyhausen 1995, Yoshii 1997, Geurtsen et al. 1998b, Geurtsen 2000, 2003, Schmalz et al. 2000, Walther et al. 2002, 2004, Spagnuolo et al. 2004, Schwengberg et al. 2005, Masuki et al 2007, Schweikl (1997) Schweikl et al. 1998, 2001, 2006, Schweikl et Schmalz 1997, 1999). So sind zum Beispiel Reaktionen der Gingiva, wie z. B. Ulcerationen oder Kontaktallergien, nach Kontamination mit Dentinhaftvermittlern beschrieben worden (Redlich et al. 1996).
Im Allgemeinen gibt es kein inertes Material und jeder Fremd-Stoff, welcher als Biomaterial therapeutisch bei einem lebenden Organismus (Wirt) eingesetzt wird, löst eine Reaktion im Gewebe aus (Wirtsantwort). Der Organismus erkennt den Stoff als „fremd" und versucht diesen abzuwehren oder zu tolerieren. Nach Williams (1987) ist ein Stoff biokompatibel, wenn dieser die Fähigkeit besitzt, bei einer vorgegebenen (spezifischen) Anwendung eine angemessene Wirtsreaktion auszulösen. Ein biokompatibler Stoff muss also nicht vollständig reaktionslos sein, vielmehr ist die angemessene Wirtsreaktion ausschlaggebend (Schmalz 1997).
Die Biokompatibilität eines Werkstoffes ist ein dynamischer Prozess (Wataha 2001). Die Reaktion des Körpers auf ein Material kann z. B. durch Alterung, Schwächung des Immunsystems und Krankheit modifiziert werden. Des Weiteren kann sich das Material z. B.

durch Korrosion und Ermüdung verändern. Selbst die Funktion des Materials kann bei Änderung der Okklusion oder Diätwechsel einem Wandel unterliegen. Die Interaktion zwischen Wirt, Material und Materialanwendung ist entscheidend für die Biokompatibilität. Biokompatibilität existiert nur, wenn alle drei Faktoren im Einklang stehen. Sie geht verloren, wenn einer der drei Faktoren modifiziert wird (Wataha 2001).

Die Biokompatiblitätsbestimmung baut auf drei biologische Tests auf: In vitro-Tests, Tierversuche und klinische Tests (Hanks et al. 1996). In vitro-Testsysteme haben den entscheidenen Nachteil, dass die Ergebnisse nicht mit der Situation der Mundhöhle vergleichbar sind, da die Zellen außerhalb eines intakten Organismus wachsen und die komplexe biologische Antwort eines Körpers auf den zu untersuchenden Stoff fehlt. So können Fehlinterpretationen über die ultimative biologische Antwort auf ein Material entstehen. Allerdings haben In vitro-Tests den Vorteil, dass sie ökonomisch, schnell zu reproduzieren und experimentell gut zu kontrollieren sind. Des Weiteren vermeiden sie ethische und legale Konflikte, die Tierversuche und klinische Versuche umgeben. Tierversuche sind sehr aufwendig und verursachen dadurch hohe Kosten. Die biologische Antwort der Versuchstiere ist sehr komplex und es ist schwierig, die Variablen möglichst gering zu halten. Jedoch zeigen Tierversuche komplexe Interaktionen zwischen einem biologischen System und einem Testmaterial. So kann diese biologische Antwort im Vergleich zu In vitro-Tests eine höhere Relevanz aufweisen. Jedoch stellt sich die ungeklärte Frage, welche Tierspezies eine dem menschlichen Körper entsprechende Reaktion auf Testmaterialien am ehesten repräsentieren kann. Klinische Tests liefern die höchste Relevanz, aber auch diese sind zeitaufwendig, teuer, außerordentlich schwer zu kontrollieren und ethisch komplex.

Heutzutage beginnt die Biokompatibilitätsprüfung eines Werkstoffes mit der Risikobeurteilung durch einen Experten bzw. Hersteller. Dabei werden bereits vorliegende Daten zu physikalischen, chemischen und biologischen Eigenschaften bewertet und es wird entschieden, ob weitere Tests erforderlich sind. Tritt dieser Fall ein, werden zunächst In vitro-Tests als Screening-Tests durchgeführt. Darauf aufbauend erfolgt eine neue Risikobeurteilung. Weiterführende Prüfungen, wie z. B. In-vivo-Prüfungen (Tierversuche) bis hin zu klinischen Prüfungen mit jeweils nachfolgender Risikobeurteilung, können folgen (siehe Abb. 1).

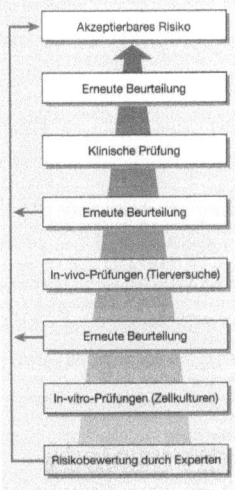

Abb. 1 Testpyramide, aus „Biokompatibilität zahnärztlicher Werkstoffe", Schmalz et Arenholt-Bindslev (2005)

Am Ende der Testpyramide steht eine abschließende Berurteilung, welche eine Aussage über das zu erwartende Risiko bei Anwendung zulässt.

Das formale Vorgehen wird in internationalen Normen geregelt. Zahnärztliche Füllungsmaterialien zählen zu den Medizinprodukten und müssen innerhalb des Risikomanagementprozesses einem strukturierten biologischen Beurteilungsprogramm unterzogen werden (siehe EN ISO 10993-1, EN ISO 10993-3, EN ISO 10993-5). Die Medizinprodukte-Direktive verweist auf verschiedene Normen, wobei die aktuell überarbeitete DIN EN ISO 7405:2008 (CEN/TC 206) speziell für die in der Zahnheilkunde verwendeten Medizinprodukte von Bedeutung ist. Jene Norm unterteilt die Medizinprodukte nach Art des Körperkontakts (Außenfläche oder Innenfläche) und der Kontaktdauer (kurz, lang, Dauerkontakt) und sie gibt Vorgaben zur Auswahl des Prüfverfahrens. Entsprechend der

Einteilung der Medizinprodukte sind die angegebenen Prüfungen zu berücksichtigen, jedoch nicht zwingend erforderlich. Diese Vorgaben stellen ein Gerüst zur Ausarbeitung eines Beurteilungsprogramms der Medizinprodukte dar. Dabei ist zu berücksichtigen, dass in den internationalen Normen nicht enthaltene Methoden geeigneter sein können, um ein Medizinprodukt zu testen. Die Prüfungen werden in 3 Gruppen unterteilt, wobei die Gruppe I die In vitro-Prüfung auf Zytotoxizität beinhaltet. Hier werden die Agardiffusionsprüfung, die Filterdiffusionsprüfung, Prüfung bei direktem Kontakt oder Verfahren zur Prüfung von Extrakten nach ISO 10993-5, die Dentin-Barriere-Zytotoxizitätsprüfung und das Zahnscheibenmodell beschrieben. Die Anleitung zur In vitro-Prüfung auf Zytotoxizität ist in ISO 10993-5 beschrieben. Bei der In vitro-Prüfung in der vorliegenden Arbeit wurden die Zellen in direkten Kontakt zu den verdünnten Testsubstanzen gebracht. Die Verwendung von Verdünnungsreihen ist ökonomisch und zeitsparend in der Anwendung. Die Grundlage quantitativer Testverfahren stellt heutzutage die Bestimmung der Zellzahl und des Zellmetabolismus durch biochemische Methoden dar. Solche Tests basieren hauptsächlich auf der spezifischen Färbung von intrazellulären Stoffwechselparametern, der DNA oder Enzymen durch Farbstoffe wie z. B. Propidiumiodid (PI), Sulforhodamin B (SRB), *Coomassie brilliant blue* (Bradford-Test), *2´,7´-dichlorodihydrofluorescein* (DCFH), Monobrombiman (MBBr) und Lactatdehydrogenase-Färbung (LDH). Je nach Testmethode können Parameter, wie Zellzahl, Zellvitalität, Enzymaktivität, Veränderungen im Redox-Status der Zellen sowie DNA-Syntheserate, Zellproliferation/-inhibition und Chromosomenschädigung gemessen werden.

1.5 ROS und zahnärztliche Kunststoffe

Dentale Kunststoffmonomere und Initiatoren, wie z. B. TEGDMA, Bis-GMA und CQ, können den Detoxifikationsmechanismus von Zellen aus dem Gleichgewicht bringen, indem die Konzentration des wichtigsten Antioxidanz Glutathion (GSH) drastisch gesenkt wird (Engelmann et al. 2002, 2003, 2004, 2005, Atsumi et al. 2001, 2004, Schweikl et al. 2008, Volk et al. 2009). Der daraus resultierende oxidative Stress entsteht durch anfallende reaktive Sauerstoffspezies (ROS). Die Produktion von ROS und die Senkung der intrazellulären GSH-Konzentration sind zwei Hauptfaktoren, die eine Rolle bei der Auslösung von Apoptose und Nekrose spielen (Goldberg 2008). ROS sind Radikale und damit hoch reaktive Moleküle in biologischen Systemen. ROS können Lipide, Aminosäuren, Kohlenhydrate und DNA oxidieren und über diesen Mechanismus Zellschäden im Stoffwechsel oder an der DNA verursachen (Thannickal et Fanburg 2000).

Zu den reaktiven Sauerstoffspezies (ROS) gehören freie Radikale wie das Hyperoxid-Anion (alte Bezeichnung: Superoxid-Anion) ($O_2\cdot^-$), das hochreaktive Hydroxyl-Radikal (OH•), das Peroxylradikal (LOO•) und das Alkoxyradikal (LO•) von Lipiden. Stabile molekulare Oxidantien, wie Wasserstoffperoxid (H_2O_2), Lipidhydroperoxid (LOOH), Ozon (O_3) und die Hypochlorige Säure (OCl^-) sowie angeregte Sauerstoffmoleküle (Singulett-Sauerstoff $^1O_2$), zählen ebenfalls dazu.

ROS entstehen physiologisch und endogen als Produkte der Zellatmung in den Mitochondrien (durch Monoaminooxidasen (MAO) und im Rahmen der Atmungskette). Weitere endogene Quellen, die permanent ROS während des Zellstoffwechsels entstehen lassen, sind die Peroxisome und Enzyme, z. B. das Cytochrom P450-Enzym, die Nicotinamid-Adenin-Dinukleotid-Oxidase (NADH/NADPH-Oxidase), die Xanthin-Oxidase und die Stickstoffmonoxid-Synthase.

Zum Beispiel kann in biologischen Systemen durch die sogenannte Fenton-Reaktion (Formel 1) das Hydroxyl-Radikal (OH•) durch die Reaktion von Wasserstoffperoxid (H_2O_2) mit reduziertem Cu(I) oder Fe(II) entstehen (Thannickal et Fanburg 2000).

$$H_2O_2 + Fe^{2+} \rightarrow OH\cdot + OH^- + Fe^{3+}$$

Formel 1 Fenton-Reaktion

Durch eine Kettenreaktion kann es zur Entstehung weiterer ROS kommen (Atsumi 1998, Cai et Harrison 2000). Zu den exogenen Quellen, die ROS erzeugen, zählen z. B. UV-Licht, ionisierende Strahlung und andere Umweltchemikalien, wie z. B. Zigarettenrauch (Shackelford et al. 2000). Radikale können mit Hilfe von ungepaarten Elektronen leicht kovalent gebundene Wasserstoffatome oxidieren sowie ungesättigte Doppelbindungen aufbrechen. Diese Reaktionen enden letztendlich in einer Beeinflussung des Zellmetabolismus, dessen Störung den Zelluntergang verursachen oder auch zu Mutationen führen kann (Chevion et Chevion 2000, Dröge 2002, Kang 2002).

Der Zelluntergang wird durch viele Faktoren ausgelöst, wobei eine Störung in der stabilen Redox-Balance zwischen ROS und dem Antioxidativen System der Zelle eine wichtige Rolle spielt. Um oxidativen Schaden zu vermeiden, haben Säugetierzellen ein komplexes Abwehrsystem von Redox-Regulations-Molekülen entwickelt. Dies besteht aus nicht-enzymatischen Oxidantien, wie z.B. Glutathion (GSH), und aus Oxid-Reduktasen, wie z. B Superoxid-Dismutase (SOD), Thioredoxin (Trx), Thioredoxin-Reduktase (TrxR), Glutathion-Peroxidase 1 (GPx), Glutathion-Reduktase, Catalase (CAT) und anderen übergeordneten Enzymen (Levonen et al. 2004, Mathers et al. 2004, Watson et al. 2004, Hayes et al. 2005). Niedrige Konzentrationen von ROS regulieren fundamentale Zellmechanismen wie Signaltransduktion oder Genexpression, der Mechanismus wird *Redox-Signaling* genannt (Dröge 2002, Schweikl et al. 2008). Hohe Konzentrationen von ROS können bei pathophysiologischen Bedingungen, z. B. ausgelöst durch Xenobiotika oder hohe Konzentration von Metallionen, die Kapazität des Antioxidativen Systems der Zelle stark schwächen und letztendlich zum Zelluntergang führen.

1.6 Intrazellularer GSH-Gehalt und zahnärztliche Kunststoffe

Glutathion (γ-Glutamylcysteinylglycin, γ-Glu-Cys-Gly, GSH) ist ein intrazelluläres Thiol. Als wasserlösliches Tripeptid besteht es aus den Aminosäuren Glutamin, Cystein und Glycin (γ-Glu-Cys-Gly). GSH kommt in milimolarer Konzentration bei Säugetierzellen in vielen Geweben vor und wird im Zytosol generiert und in den Mitochondrien gelagert. Als wichtiges Reduktionsmittel (Antioxidant) hat GSH vielfältige physiologische Funktionen. Hauptsächlich spielt GSH eine Rolle in der Detoxifikation und Inaktivierung von verschiedenen elektrophilen Komponenten, Peroxiden und Xenobiotika (Dickinson et Forman 2002, Stanislawski et al. 2000, Pastore et al. 2003).

GSH schützt mit der Sulfhydrylgruppe (SH-Gruppe) von Cystein z. B. Proteine und das Hämoglobin in Erythrozyten vor der Oxidation, indem es Elektronen respektive Wasserstoff abgibt. Bei dieser Oxidationsreaktion wird GSH zu Glutathiondisulfid (GSSG) konvertiert (Dickinson et Forman 2002). Diese Reaktion läuft entweder spontan ab oder wird durch die Glutathion-S-Transferase (GST) und die Glutathion-Peroxidase (Gpx) katalysiert. Gpx ist ein selenhaltiges Enzym, welches Peroxide reduziert und dazu GSH als Reduktionsmittel benutzt (Stryer 1991). GSH wird dabei in eine oxidierte Form überführt, in der zwei Tripeptide über eine Disulfidbrücke kovalent gebunden sind:

$$2 \text{ GSH} + \text{R-O-OH} \Rightarrow \text{GSSG} + H_2O + \text{R-OH}$$

Formel 2 Katalysierte Reaktion durch Glutathion-Peroxidase (Gpx)

Beide Formen von Glutathion (reduziertes (GSH) und oxidiertes (GSSG)) kommen in der Zelle vor. Die reduzierte Form herrscht unter physiologischen Bedingungen mit > 95 % vor. Als Reaktion in der Zelle verändert sich das Verhältnis von GSH zu GSSG bei erhöhtem Aufkommen von ROS. Es entstehen größere Mengen der oxidierten Form GSSG, die normalerweise nur > 1 % des gesamten Glutathion-Gehalts betragen (Dickinson et al. 2003). Ein niedriger intrazellulärer GSH-Spiegel erhöht das Risiko eines oxidativen Schadens. Als Abwehrreaktion der Zelle auf das GSH-Defizit erfolgt zum einen die Neusynthese mit Hilfe der Enzyme γ-Glutamyl-Cystein-Synthetase (γ-GCS) und GSH-Synthetase, um den GSH-Pool wieder auf eine physiologische Konzentration zu erhöhen. Für die Neusynthese von GSH ist dabei die Bioverfügbarkeit von Cystein limitierend. GSH selbst reguliert die Aktivität von γ-GCS über einen „Rückkopplungsmechanismus" (Meister 1994, 1995a/b). Daraus folgt, dass eine niedrige GSH-Konzentration die GSH-Synthese stimuliert. Zum anderen besteht die Möglichkeit, mit Hilfe einer schnellen NADPH-abhängigen Reduktion das anfallende GSSG durch die Glutathionreduktase (GR) zu reduzieren, um so das physiologische Verhältnis von GSH zu GSSG wiederherzustellen. Zusätzlich verfügt die Zelle über einen Adenosintriphosphat (ATP)-abhängigen Transportmechanismus zum Export von GSSG aus der Zelle (Dickinson et al. 2003).

Abhängig vom Ausmaß des oxidativen Stresses bzw. der Schädigung durch Fremdstoffe kann entweder eine Regeneration der Zellen durch Reparatur der Schäden erfolgen oder der programmierte Zelltod tritt ein. Eine Absenkung der GSH-Konzentration ist zunächst nicht zytotoxisch, beeinträchtigt jedoch stark die Abwehrkapazität einer Zelle. Weiterhin kann ein erhöhtes Aufkommen von ROS in der Zelle mutagene Effekte zur Folge haben (Achanta et Huang 2004).

Starker oxidativer Stress und dadurch bedingte GSH-Konzentrationssenkung wurden im Zusammenhang mit vermehrtem Auftreten von Apoptose beobachtet (Colussi et al. 2000). Die Apoptose ist ein vorprogrammierter Zelluntergang, der von zellinternen Prozessen ausgelöst werden kann. Im Gegensatz zum anderen bedeutenden Mechanismus des Zelltodes, der Nekrose, wird die Apoptose von der betreffenden Zelle selbst aktiv durchgeführt und ist Teil des Stoffwechsels der Zelle. Dadurch unterliegt diese Form des Zelltods strenger Kontrolle und es wird gewährleistet, dass die betreffende Zelle ohne Schädigung des Nachbargewebes zugrunde geht. Apoptose und Nekrose lassen sich optisch leicht unterscheiden. Während bei der Apoptose ein Schrumpfen der Zelle einsetzt und ein Abbau der DNA durch Endonukleasen in definierte Stücke stattfindet, schwillt bei der Nekrose die Zelle an und es kommt zur Zerstörung der Plasmamembran. Als Folge kommt es zu lokalen Entzündungen, da Cytoplasma und Zellorganellen in den Extrazellularraum freigesetzt werden.

Bei vielen pathologischen Erscheinungen werden Veränderungen im Stoffwechsel von GSH beobachtet. Dazu zählen Krankheiten, wie z. B. Krebs, neurodegenerative Prozesse, zystische Fibrose, HIV, Leberdysfunktionen und Alterungsprozesse (Townsend et al. 2003).

1.7 Das zytotoxische Potenzial der Testsubstanzen

1.7.1 TEGDMA

Das Komonomer Triethylenglycol-Dimethakrylat (TEGDMA) wird durch Veresterung von Ethylenglycol-Dimethakrylat und der α-,β-ungesättigten Methakrylsäure synthetisiert und zählt zu den Dimethakrylaten (McCarthy et Witz 1997). Mit Hilfe des „Verdünners"TEGDMA wird der Vernetzungsgrad erhöht und durch den hydrophilen Charakter eine bessere Bindung an das Dentin erzielt. Das Komonomer reagiert selbst nur zu einem geringen Anteil mit der Kunststoff-Matrix. So stellt TEGDMA den höchsten Anteil an Restmonomer, da es z. T. unreagiert in die polymerisierte Kunststoff-Matrix eingebaut wird (Spahl et al. 1991, 1998, Geurtsen 2000). TEGDMA hat in modernen Kompositen einen Anteil von ca. 30 bis 50 % (Reichl et al. 2006a,/b, Lefeuvre et al. 2004). Es ist bekannt, dass TEGDMA verschiedene negative Effekte wie Entzündungsreaktionen, Zytotoxizität,

Mutagenität und Apoptose in Zellen induziert (Heil et al. 1996, Geurtsen et al. 1998b, Schweikl et Schmalz 1999, Geurtsen et Leyhausen 2001, Janke et al. 2003). TEGDMA greift auf vielfältigen Wegen in den Zellmetabolismus ein. Zum einen kann TEGDMA direkt mit der Lipidschicht der Zellmembran interagieren (Schuster et al. 1996) und Lipidperoxidation verursachen, wie es Fujisawa et al. (1984) und Terakoda et al. (1984) beschrieben haben. Beide Membraneffekte können den Zelltod auslösen (Raffray et Cohen 1997). Zum anderen berichteten Lefeuvre et al. (2005) von direkten Schäden an Mitochondrien ausgelöst durch TEGDMA.

In vielen Studien wurde vorwiegend das zytotoxische Potenzial von TEGDMA und anderen Methakrylaten wie z. B. 2-Hydroxyethyl-Methakrylat (HEMA), mit einer rapiden Senkung der intrazellularen GSH-Konzentration in Verbindung gebracht (Stanislawski et al. 1999, 2000, 2003, Freidig et al. 2001, Engelmann et al. 2002, Walther et al. 2002, 2004, Lefeuvre et al. 2004, 2005, Noda et al. 2005,). Akrylat- oder Methakrylatester, wie TEGDMA, können die intrazelluläre GSH-Konzentration mit Hilfe der Michael-Addition (McCarthy et al. 1994) potent erniedrigen. Die Addition schafft eine kovalente Bindung zwischen der Sulfhydrylgruppe (SH-Gruppe) von GSH und dem Kohlenstoff von TEGDMA unter Abspaltung von Wasserstoffprotonen. Da TEGDMA als Dimethakrylat zwei Bindungsstellen für GSH aufweist kann die intrazulare GSH-Konzentration drastisch gesenkt werden. Engelmann et al. (2001) konnte mit Nuklear-Magnet-Resonanz-Spektroskopie (NMR) beweisen, dass TEGDMA in verschiedenen Zellkompartimenten und im Zytosol verteilt ist und signifikant mit intrazellulärem GSH reagiert.

Ein weiterer Aspekt, welcher das zytotoxische Potenzial von TEGDMA beschreibt, konnte mit den Studien von Spagnuolo et al. (2004) und Schweikl et al. (2006) gezeigt werden. Beide Autorengruppen konnten den Beweis führen, dass die Induktion von Apoptose durch TEGDMA in Pulpazellen mit der Inhibierung des Phosphatidylinositol-3-Kinase-Zellabwehrmechanismus (PI3-K) in Verbindung steht. Die PI3-Kinasen steuern wichtige Zellfunktionen, wie z. B. Wachstum, Proliferation, Differenzierung und Zellviabilität. Die Gentoxizität von TEGDMA wird in der Literatur kontrovers diskutiert. Gentoxische Effekte an Hamsterzellen (V79) wurden von Schweikl und Schmalz (1999) beschrieben. In dieser Studie konnten direkte Schäden an der DNA und die Deletion von DNA-Sequenz-Abschnitten durch TEGDMA nachgewiesen werden. Schwengberg et al. (2005) konnten für TEGDMA hingegen kein gentoxisches Potenzial nachweisen.

Neueste Untersuchungen an humanen Fibroblasten von Schweikl et al. (2008) zeigen, dass nach 6-stündiger Inkubation mit TEGDMA die ROS-Produktion erhöht und der Zellzyklus verlangsamt wird. Die Zellantwort und Genexpression wurden auf der Transkriptionsebene mit dem „Affymetrix HG-U133A 2.0 GeneChip" bestimmt. Das Gen TXNIP, welches hauptsächlich für die Regulation der zellulären Redox-Balance verantwortlich ist, wurde durch TEGDMA um das fünffache gesenkt. Die Autoren konnten nachweisen, dass der zugrunde liegende Mechanismus, der die Regulation von Genen steuert, durch die von TEGDMA induzierte ROS-Produktion aktiviert wird. Sie schlussfolgerten, dass die koordinierte Expression von Genen, welche für die oxidative Stressantwort verantwortlich sind, ein sehr anfälliger Mechanismus bei der Abwehr des TEGDMA-induzierten Zellschadens darstellt.

1.7.2 Bis-GMA

Bis-GMA (2,2-Bis(4-(2-hydroxy-3-methakryloxy-propyloxy)-phenyl)-propan) ist seit der ersten Anwendung durch Bowen (1963) das „klassische" Basismonomer. Basismonomere sind große und sperrige Dimethakrylate. Durch die enorme Molekülgröße und das hydrophobe Lösungsverhalten ist die Bewegung im Komposit eingeschränkt. Mehrere Studien an primären und immortalisierten Zellen konnten nachweisen, dass Bis-GMA bei niedriger Konzentration auf die Zellen hoch toxisch wirkt (Hanks et al. 1991, Lehmann 1993, Yoshii 1997, Geurtsen et al. 1998b, 1999a, Geurtsen 2000, Kostoryz et al. 2003, Engelmann et al. 2004, Issa et al. 2004, Schwengberg et al. 2005). Der exakte zelluläre Wirkmechanismus von Bis-GMA ist noch nicht abschließend geklärt. Mehrere Mechanismen werden diskutiert.

Hanks et al. (1991) wiesen auf eine mögliche chronische Toxizität hin. Es wurde vermutet, dass eine Schwächung des Zellmetabolismus durch niedrige subtoxische Konzentrationen der Testsubstanzen die Anfälligkeit der Zelle für Schädigungen anderer Art erhöht. Von direkten lytischen Effekten und der Bildung von Peroxiden an der Membran berichteten die Autoren Terakoda et al. (1984) und Fujisawa et al. (1984). Yoshii (1997) konnten zeigen, dass die starke Zytotoxizität von Bis-GMA auf dessen im Vergleich zu anderen Dimethakrylaten besondere molekulare Struktur zurückzuführen ist. In der Molekülgröße vergleichbare Monomere wie 1,1 DDMA und 1,2 DDMA zeigten eine geringere Toxizität. Zudem wurde anhand der Ergebnisse gezeigt, dass Hydroxyl-Gruppen die Zytotoxizität von Methakrylaten und Dimethakrylaten verstärken. Geurtsen et al. (1998b) untersuchten u. a. die Fragestellung, ob das Molekulargewicht von Monomeren mit deren Ausmaß der Zytotoxizität korreliert, und konnten bei der Untersuchung von 35 verschiedenen Kompositbestandteilen eine direkte

Korrelation zwischen Molekularmasse (MM) und Zytotoxizität zeigen. Zudem wurde auch in dieser Arbeit eine primär chronische Toxizität von Bis-GMA diskutiert. Bis-GMA weist als spezielle Eigenschaft eine sehr hohe Lipophilie auf. Im Vergleich zu anderen (Ko-)Monomeren kann Bis-GMA die aus Phospholipiden, Glycolipiden und Cholesterin bestehende Zellmembran schnell und effektiv passieren (Issa et al. 2004).

Engelmann et al. (2004) konnten die hohe Zytotoxizität von Bis-GMA auf die ausgeprägte Senkung der intrazellularen GSH-Konzentration bei humanen Gingivafibroblasten (HGF) zurückführen. Bei einer sehr niedrigen Konzentration von > 0,1 mM konnte eine extreme GSH-Senkung und die Induzierung von Apoptose durch Bis-GMA nachgewiesen werden. Die Autoren konnten eine Korrelation zwischen irreversibler GSH-Senkung und der Induktion von Apoptose bei Konzentrationen von 0,1 mM zeigen. Ein Vergleich mit TEGDMA-Untersuchungen von Janke et al. (2003), welche Apoptose bei einer 50-fach höheren Konzentration (5 mM) von TEGDMA nachweisen konnten, zeigt, dass Bis-GMA bei niedriger Konzentration ein sehr hohes zytotoxisches Potenzial besitzt.

Eine Untersuchung zur Gentoxizität von Bis-GMA führten Heil et al. (1996) durch. Die Autoren konnten im DNA-Synthese-Inhibitionstest (DIT) nachweisen, dass Bis-GMA bei geringer Konzentration gentoxisches Potenzial besitzt. Schwengberg et al. (2005) bestimmten die Gentoxizität von Bis-GMA, Urethandimethakrylat (UDMA), HEMA und TEGDMA mit undifferenzierten Mausstammzellen (Maus ES Zelltest, EST). In diesem Testsystem verusachte UDMA leichte Effekte und Bis-GMA zeigte signifikant starke Gentoxizität ab einer Konzentration von 0,01 mM sowie signifikant hohe embryotoxische/teratogene Effekte über einen großen Konzentrationsbereich (0,001 bis 0,0001 mM).

1.7.3 CQ

Campherchinon (CQ) ist einer der am meisten verwendeten Photoinitiatoren in lichthärtenden zahnärztlichen Kunststoffen. Der Gewichtsanteil von CQ in heutigen Kompositen beträgt ca. 0,06-1,0 Gew. % (Taira et al. 1988). CQ wurde durch seine relativ geringe Molekülgröße und seine hohe Mobilität in vielen Extrakten (z. B Wasser, Ethanol, Ethanol-Gemisch) von Kompositen gefunden (Spahl et Budzikiewicz 1994, Spahl et al.1998, Geurtsen 1998, Geurtsen et al. 1998a/b).

Wenige Studien beschäftigten sich mit dem zytotoxischen Potenzial von CQ, so dass der Mechanismus der Zytotoxizität noch nicht hinreichend geklärt ist. Ältere Untersuchungen diskutierten eine Reaktion der generierten Radikale durch CQ mit Proteinen und

Phospholipiden der Zellmembranen (Fujisawa et al. 1988). Weitere durch CQ ausgelöste Membraneffekte wurden von der Arbeitsgruppe um Datar et al. (2005) an HCP und THP-1 Zellen nachgewiesen. CQ veränderte unabhängig von einer Lichtbestrahlung bei subtoxischer Konzentration den Metabolismus von verschiedenen wichtigen Membran-Strukturlipiden. In jüngsten Untersuchungen wurde gezeigt, dass eine CQ-Behandlung in nicht toxischer Konzentration mit und ohne Bestrahlung eine rapide Erhöhung der intrazellulären ROS induzierte (Atsumi et al. 2001, 2004, Engelmann et al. 2005). In der Studie von Atsumi (1998) konnte nachgewiesen werden, dass die zytotoxischen Effekte von CQ abhängig von Dosis und Bestrahlung mit sichtbarem Licht waren. Je höher die Dosis und Bestrahlungszeit, umso stärker waren die damit verbundene Produktion reaktiver Radikale und das zytotoxische Verhalten. Drei Jahre später fanden Atsumi et al. (2001) heraus, dass CQ bei primären humanen Zelllinien eine signifikant erhöhte Zytotoxizität induziert, wenn gleichzeitig das tertiäre Amin DMT und eine 10 minütige Lichtbestrahlung auf die Zellen einwirkten. Des Weiteren konnte in dieser Studie durch die Zugaben von Trolox (Vitamin E-Derivat) und Hydroquinon die Konzentration der ROS in den behandelten Zellen reduziert werden (Atsumi 1998, Atsumi et al. 2001). Trolox schützt Mitochondrien vor oxidativem Stress, da es das Mitochondrienmembranpotenzial aufrecht erhält (Lefeuvre et al. 2005). Engelmann et al. (2003) konnten an humanen Pulpafibroblasten (HPF) durch die Behandlung mit CQ ohne Bestrahlung eine um das 10 bis 25-fach erhöhte ROS-Bildung nachweisen. Zwei Jahre später zeigte die Arbeitsgruppe, dass CQ bei Konzentrationen von $\geq$ 1 mM die ROS-Bildung signifikant erhöhte, obwohl selbst bei der höchsten Konzentration von 5 mM nur eine moderate Senkung des GSH-Spiegels gemessen wurde (Engelmann et al. 2005). In einer weiteren Studie wurde durch die CQ-Behandlung eine Beeinflussung des Zell-Zyklus mit nachfolgender Nekrose bei HGF nachgewiesen (Masuki et al. 2007). Das gentoxische Potenzial von CQ wird in der Literatur kontrovers diskutiert. In einer Studie von Heil et al. (1996) wurde an HeLa-Zellen mit dem DIT und dem prokaryotischen *umu*-Test herausgefunden, dass unbestrahltes CQ gentoxisch und mutagen reagierte. In der Studie von Nomura et al. (2006) konnte mit dem Biolumineszens-Bakterien-Gentest das gentoxische Verhalten jedoch nicht bestätigt werden.

1.8 Problemstellung und Ziele der Arbeit

Lichthärtende Komposite sind heutzutage die am häufigsten verwendeten zahnärztlichen Füllungsmaterialien. Die Zytotoxizität von Einzelsubstanzen und Eluaten aus diesen Materialien ist vielfach untersucht und beschrieben worden. Allerdings bestehen zahnärztliche Kompositmaterialien aus einem reaktiven Stoffgemisch mit einer Vielzahl von (Ko-)Monomeren und Additiva wie z. B. Initiatoren (Spahl et al. 1998). Somit besteht die Möglichkeit, dass diese untereinander interagieren, wodurch das zytotoxische Potenzial verstärkt werden könnte. Kombinationen dieser Substanzen und daraus resultierende synergistisch-toxisch wirkende Effekte auf Zellen sind ebenfalls schon beobachtet worden, aber noch nicht hinreichend geklärt. Hierzu veröffentlichte die Arbeitsgruppe von Ratanasathien et al. (1995) eine grundlegende Studie an 3T3-Mausfibroblasten mit Hilfe des MTT-Assays. Damals wurde gezeigt, dass Kompositbestandteile wie Bis-GMA, UDMA, HEMA und TEGDMA miteinander interagieren und synergistische Effekte auslösen können. In dieser Arbeit wurde eine Reihung der Zytotoxizität wie folgt postuliert: Bis-GMA > UDMA > TEGDMA >>> HEMA. Des Weiteren wurden drei binäre Kombinationen gebildet (Bis-GMA-HEMA, Bis-GMA-TEGDMA, TEGDMA-UDMA), welche auf drei verschiedenen Wegen (Synergismus, Antagonismus, Addition) miteinander interagierten. Die nachgewiesenen Interaktionen waren stoffspezifisch und konzentrationsabhängig. Zusätzlich zeigte auch die Expositionsdauer signifikanten Einfluss auf die Art der Interaktion der Agenzien untereinander. So resultierte eine 24-stündige Inkubation von Bis-GMA mit einer toxischen Konzentration von TEGDMA in einer antagonistischen Reaktion. Wohingegen die 72-stündige Inkubation mit einer toxischen Konzentration beider Stoffe synergistisch die MTT-Zytotoxizität erhöhte. Des Weiteren konnte in mehreren Studien gezeigt werden, dass Kompositbestandteile in Konzentrationen, die deutlich unter der akuten Zytotoxizität liegen, Zellmechanismen modifizieren können, die für die Zellhomöostase, z. B. den GSH-Pool, verantwortlich sind (Engelmann et al. 2002, 2004, 2005, Noda et al. 2005, Volk et al. 2006). So war es von speziellem Interesse, die Reaktion der Zellen nach einem zytotoxischen Reiz durch einen Fremdstoff, wie z. B. TEGDMA und Bis-GMA, welche beide den GSH-Pool in Zellen signifikant senken können, und einem Radikal-Bildner, wie z. B. CQ, zu untersuchen.

Das Ziel im ersten Teil der vorliegenden Arbeit galt der Zytotoxizitätsbestimmung dreier häufig verwendeter und eluierbarer Füllungsbestandteile, wie TEGDMA, Bis-GMA und CQ, bei primär gewonnenen humanen Gingivafibroblasten (HGF). Dazu wurden etablierte Testsysteme wie der Propidiumiodid-Assay, der Bradford- und der SRB-Test sowie die Aktivitätsbestimmung der Lactatdehydrogenase (LDH-Test) herangezogen. Mit Hilfe von Konzentrationsreihen wurde zunächst die effektive Dosis (ED) der drei Einzelsubstanzen bestimmt, damit aus diesen Untersuchungen die Konzentrationen für die anschließende Kombination von TEGDMA und CQ bzw. von TEGDMA und Bis-GMA gewählt werden konnte. Die Konzentrationen für die Kombinationsversuche, welche den Hauptteil der Arbeit einnehmen, wurden wie folgt gewählt:

Die ermittelte $\sim ED_{50}$-Konzentration von TEGDMA wurde als höchste Konzentration der Konzentrationsreihe definiert, drei geringere Konzentrationen (1 mM, 0,5 mM, 0,1 mM) wurden gewählt, um die Reihe zu vervollständigen. Die einzelnen TEGDMA Konzentrationen wurden dann mit den jeweils dem $\sim ED_{10}$-Wert der entsprechenden geringen Konzentrationen von CQ bzw. Bis-GMA kombiniert. In Anlehnung an Ergebnisse von Ratanasathien et al. (1995) wurde mit Hilfe der bereits erwähnten Testsysteme die Zytotoxizität der beiden Kombinationen (TEGDMA+Bis-GMA und TEGDMA+CQ) über einen mittleren (24 h) und einen langen (72 h) Inkubationszeitraum bestimmt.

Da jüngste Untersuchungen zeigen, dass GSH und ROS in der Toxizität von Inhaltsstoffen zahnärztlicher Materialien eine Schlüsselrolle spielen (Engelmann et al. 2003, 2004, 2005, Achanta et Huang 2004, Pagoria et al. 2005, Pagoria et Geurtsen 2005, Winter et al. 2005, Schweikl et al. 2008, Volk et al. 2009), wurden im dritten Teil der Arbeit mögliche interaktive Effekte auf den Zellmetabolismus respektive die Beeinflussung der intrazellularen GSH-Konzentration und der ROS-Bildung untersucht. Zur Bestimmung der GSH-Konzentration wurden der Fluoreszenz-Assay MBBr und zur Messung von ROS der DCFH-DA-Assay gewählt.

Somit setzt die Arbeit den Fokus auf die Fragestellung, ob die zu erwartenden zytotoxischen Effekte der Kombinationsbehandlung durch interaktive Effekte potenziert werden und ob diese mit der Beeinflussung der intrazellulären GSH-Konzentration und/oder der Bildung von ROS in Zusammenhang stehen.

2 Materialien und Methoden

2.1 Materialien

2.1.1 Zahnärztliche Werkstoffe

In dieser Arbeit wurden das (Ko-)Monomer Triethylenglykol-Dimethakrylat (TEGDMA), das Basismonomer Bisphenol-A-Glycidyl-Methakrylat (Bis-GMA), sowie der Photoinitiator Campherchinon (CQ) untersucht.

Die Monomere und der Photoinitiator wurden von der Dentalfirma VOCO (Cuxhaven) zur Verfügung gestellt. Die Reinheit der Testmonomere entsprach den bei VOCO zur Herstellung von zahnärztlichen Füllungswerkstoffen verwendeten Monomeren.

2.1.2 TEGDMA

Ethylenglykolmonomere bestehen aus einem Grundgerüst von Ethylenglykoleinheiten mit methakrylierten Hydroxylendgruppen. TEGDMA fungiert als vernetzendes Agens bei der radikalischen Polymerisation und liegt bei Raumtemperatur (RT) als farblose bis leicht gelbliche Flüssigkeit vor. Die Bezeichnung nach der chemischen Nomenklatur lautet Triethylenglykol-Dimethakrylat ($C_{14}H_{22}O_6$, Molekularmasse (D) 286)

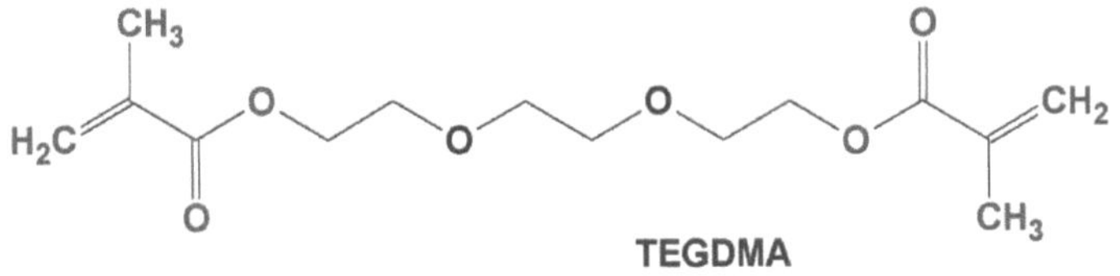

Abb. 2 Chemische Strukturformel von TEGDMA

2.1.3 Bis-GMA

Das hoch viskose und farblose Basismonomer Bis-GMA, nach der chemischen Nomenklatur 2,2-Bis(4-(2-hydroxy-3-methakryloxy-propyloxy) phenyl) propan, entsteht durch eine Additionsreaktion von Methakrylsäuren an Bisphenol-A-Diglycidylether (DGEBA). Das Bisphenol-A-Molekül besteht aus zwei phenolischen Ringen. Seine beiden Hydroxyl-Gruppen sind polymerisationsfähig. Bisphenol-A ist das Vorprodukt zur Herstellung von

Polycarbonaten und Epoxydharzen. Die bei der Additionsreaktion gebildeten Hydroxyl-Gruppen (-OH) geben dem Monomer wie dem Kunststoff deutlich hydrophile Eigenschaften. ($C_{29}H_{36}O_8$, Molekularmasse (D) 512)

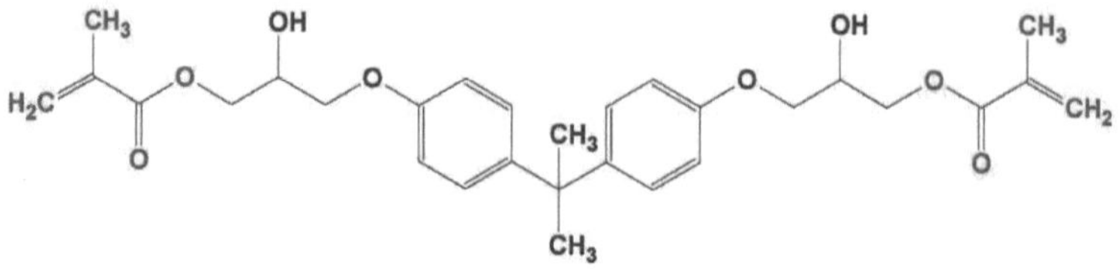

Abb. 3 Chemische Strukturformel von Bis-GMA

2.1.4 CQ

Der Photoinitiator Campherchinon (CQ) stellt in Kombination mit reduzierenden Komponenten die radikalische Polymerisation der Kunststoffmatrix sicher. CQ ist eine gelbliche Flüssigkeit mit geringer Viskosität. ($C_{10}H_{14}O_2$, Molekularmasse (D) 166)

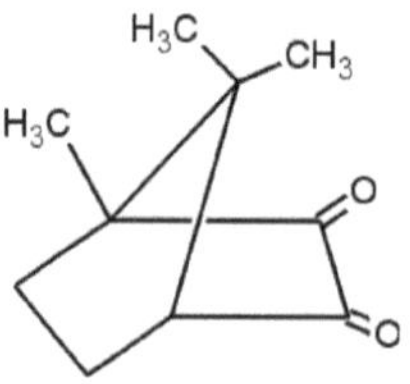

Abb. 4 Chemische Strukturformel von CQ

2.1.5 Zellen

Die Untersuchungen wurden an primären humanen Gingivafibroblasten (HGF) aus einer Biopsie des anhaftenden Zahnfleisches eines Patienten (Biopsie Nummer 202) in Monolayerkultur durchgeführt. Für die Verwendung der Biopsie liegt die Einverständniserklärung des Patienten nach den Richtlinien des „*Institutional Review Board*" vor.

2.1.6 Zellkulturmedium, Lösungen, Puffer

2.1.6.1 Kulturmedium

Dulbeccos modified Eagles medium (DMEM)-Basis:
- DMEM-Basis (Biochrom)   9,12 g
- D (+)-Glucose H_2O (Merck)   1,00 g
- Hepes (Biochrom)   2,38 g
- $NaHCO_3$, p. a. (Riedel-de Haën) 3,70 g
- H_2O dest.   1000 ml

Der pH-Wert wurde mit HCl (1 mol/l) auf 7,0 eingestellt. Anschließend wurden 10 ml der Penicillin/Streptomycin-Lösung dazugegeben. Die Sterilisation erfolgte über eine Schlauchpumpe mit angeschlossenem Sterilfilter (Microgon Inc., Laguna Hills, Mediakap™-5, Porengröße 0,2 µm).

DMEM-Zellkulturmedium:
- DMEM-Basismedium   450 ml
- Fötales Kälberserum (FKS)   50 ml

2.1.6.2 Penicillin/Streptomycin-Lösung

Den Zellkulturmedien wurden als Antibiotika Penicillin in einer Endkonzentration von 100 IU/ml und Streptomycin in einer Endkonzentration von 100 µg/ml zugesetzt. Dazu wurde Penicillin-Streptomycin (Biochrom, Berlin) in 50 ml H_2O dest. gelöst und als Stammlösung eingesetzt. Die Stammlösung wurde bei –20 °C gelagert.

2.1.6.3 Trypsin/EDTA-Lösung

- Trypsin 1:250 (Sigma)   2,5 g
- EDTA ≈ 99 % (Sigma)   0,2 g
- Phosphatgepufferte Salzlösung (PBS)   1000 ml

Das Trypsin wurde in einem Teil des Puffers gelöst. Anschließend wurde EDTA dazugegeben und mit dem Rest des Puffers aufgefüllt. Der pH-Wert wurde mit HCl (1 mol/l) auf 7,1 eingestellt. Die Sterilisation erfolgte über eine Schlauchpumpe mit angeschlossenem Sterilfilter (Microgon Inc., Laguna Hills, Mediakap™-5, Porengröße 0,2 µm).

2.1.6.4 PBS-Puffer

- NaCl, p. a. (Merck, Seelze)   8,0 g
- KCl, reinst. (Merck, Seelze)   0,2 g
- $Na_2HPO_4 \cdot 2H_2O$, p. a. (Merck, Seelze)   1,15 g
- KH_2PO_4, p. a. (Merck, Seelze)   0,2 g
- H_2O dest.   1000 ml

Nach dem Lösen der Salze wurde der pH-Wert mit HCl (1 mol/l) auf 7,3 eingestellt. Die Sterilisation erfolgte im Autoklav für 20 min bei 121 °C und 1 bar Überdruck.

2.1.6.5 Trypanblaulösung 1 %

- 0,4 g Trypanblau (Aldrich, Steinheim) wurde in 100 ml H_2O dest. gelöst.

Für die Gebrauchslösung wurde die Stammlösung im Verhältnis 1:5 mit H_2O dest. verdünnt und sterilfiltriert.

2.1.6.6 Nonidet® P-40-Lösung 1 %

- 1 g Nonidet® P-40 (Fluka) wurde in 100 ml PBS gelöst.

2.1.6.7 Reagenzien für Mikrotiterplattenassays

Bradford-Reagenz

Für 1 Liter Gebrauchslösung:
- 100 mg Coomassie Brilliant-Blue G 250
- 50 mg Ethanol (unvergällt) reinst.
- 150 mg Phosphorsäure (H_3PO_4) 75 %ig
- add 1 Liter mit destilliertem Wasser auffüllen

Lagerung bei RT, lange stabil.
Vor Gebrauch durch Faltenfilter filtriert und bei 4 °C im Kühlschrank gelagert.

Sulforhodamin B -Reagenz

Für 1 Liter Gebrauchslösung (Konzentration: 0,1 % in 1 % Essigsäure):
- 1000 mg Sulforhodamin B (Sigma Nr. S9012) in 1000 ml 1 % Essigsäure
- Fixierlösung: 90 % Ethanol, 5 % Essigsäure, 5 % H_2O

Lagerung bei RT.

Lactatdehydrogenase Test Kit, Roche Mannheim

Reaktionsmischung für den LDH-Test
Für ca. 8 ml Reaktionslösung (ausreichend für eine 96-*well*-Mikrotiterplatte):
- Reaktionslösung 1 (Katalysator, Lyophilisat): 175 µl
- Reaktionslösung 2 (Farbstoff): 7,875 ml

Propidiumiodid (PI)

10 mM PI-Lösung:
- Propidiumiodid 6,684 mg in 1 ml DMSO Lagerung bei –20 °C

Monobrombiman (MBBr)

9 mM Monobrombiman:
- Monobrombiman 12,2 mg in 5 ml DMSO Lagerung bei –20 °C

2´,7´-Dichlorodihydrofluorescin-diacetat (DCFH-DA)

8 mM DCFH-DA:
- DCFH-DA 19,492 mg in 5 ml DMSO Lagerung bei –20 °C

2.1.7 Geräte und Hilfsmittel

2.1.7.1 Geräte

- Begasungsbrutschrank (NUNC, Wiesbaden-Biebrich)
- Sicherheitswerkbank „Herasafe HS-18" (Kendro, Heraeus Instruments, Hamburg)
- Plattenphotometer „Spektramax 250" (MWG Biotech, Ebersberg)
- Mikroplatten-Fluoreszenz-Spektrometer FL_X 800 (Bio-Tek Instruments, Vermont, USA)
- Durchlichtmikroskop mit Phasenkontrastblenden IMT-2 (Olympus, Wien, Österreich)
- Durchlichtmikroskop von Zeiss (Jena)
- Elektronische Halbmikrowaage 2024 MP 6 (Sartorius, Göttingen)

2.1.7.2 Hilfsmittel

Von **Greiner Bio-One** (Frickenhausen):
- Gewebekulturflaschen, 75 cm^2
- 96-*well* Mikrotiterplatten
- Zentrifugenröhrchen „Tubes" 15 ml, 50 ml

Von **Nalge Nunc** (Hereford, England):
- Zentrifugenröhrchen 110 x 16

Von **Sorenson Bio Science, Inc** (Utah, USA):
- 2 ml Reaktionsröhrchen

Von **VWR International GmbH** (Bruchsal):
- Szintillationsflaschen

2.1.7.3 Chemikalien

Von **Aldrich** (Steinheim):
- Trypanblau

Von **Biochrom** (Berlin):
- Hanks buffered salt solution, Salzbasis (HBSS)
- Dulbeccos modified Eagles Medium (DMEM)
- 4-(2-Hydroxyethyl)-1-piperazinethansulfonsäure (HEPES)
- Penicillin

- Streptomycin
- Amphotericin B
- Fötales Kälberserum (FKS)
- DMEM ohne Phenolrot

Von **Fluka** (Steinheim):
- Nonidet ® P-40
- Triton ® X-100

Von **Fresenius Kabi Deutschland GmbH** (Bad Homburg):
- dest.Wasser für Spülzwecke, Ampuwa®

Von **ICN Biomedicals Inc.** (Ohio, USA):
- Coomassie Brilliant-Blue G 250

Von **Merck** (Darmstadt):
- Natriumhydroxid (NaOH)
- 2-Amino-2-(hydroxymethyl)-propan-1,3-diol, Trislösung 10 mM (Tris)
- HCl
- Essigsäure
- Fixierlsg.: 90 % Ethanol, 5 % Essigsäure CH_3COOH, 5 % Wasser H_2O

Von **Sigma** (Deisenhofen):
- Phosphatgepufferte Salzlösung (PBS)
- Sulforhodamin B (SRB)
- Trypsin
- Propidiumiodid (PI)
- MBBr

Von **Riedel-de Haën** (Seelze):
- $NaHCO_3$

Von **Voco** (Cuxhaven):
- Triethylenglykol-Dimethakrylat (TEGDMA)
- Campherchinon (CQ)
- Bisphenol-A-Glycidyl-Methakrylat (Bis-GMA)

2.2 Methoden

2.2.1 Zellkultur

2.2.1.1 Gewinnung von Primärkulturen

Die Primärkulturen wurden aus Biopsien der Gingiva gewonnen. Die Biopsie wurde nach der Entnahme in Hanks-Lösung überführt, in der sie für einige Stunden bei 4 °C gelagert werden konnte. Anschließend wurde die Biopsie unter aseptischen Bedingungen mit Hilfe von sterilisierten Pinzetten und Scheren in kleine Stücke zerteilt. Diese wurden in Zellkulturflaschen (25 cm^2) verteilt. Nach kurzer Antrocknung wurden 4 ml auf 37 °C vorgewärmtes DMEM dazupipettiert und die Flasche bei 37 °C, 10 % CO_2 und einer relativen Luftfeuchtigkeit von 100 % inkubiert. Nachdem die ersten Zellen angewachsen waren, wurde ein Mediumwechsel durchgeführt. Wenn eine ausreichende Menge an Zellen vorhanden war, wurden die Zellen mit Hilfe von Trypsin vom Kulturflaschenboden gelöst (trypsiniert) und vermehrt.

2.2.1.2 Stammkonservierung

Die Stammkonservierung der Zelllinien erfolgte als Kryokonserve in flüssigem Stickstoff bei –196 °C. Dazu wurden die Zellen mit Trypsin gelöst, im Medium resuspendiert und die Zellzahl in der Zählkammer bestimmt. Anschließend wurde die Zellzahl mit dem jeweiligen Medium auf 5 x 10^5 bis 2 x 10^6 Zellen pro ml eingestellt. Die so erhaltene Suspension wurde mit 8 % Dimethylsulfoxid (DMSO, Sigma) als Frostschutzmittel versetzt und in 1 ml Aliquots auf sterile Kryoröhrchen in 2-Propanol auf –80 °C vorgekühlt (5–24 h). Danach wurden die Aliquots in flüssigem Stickstoff gelagert.

2.2.1.3 Erhaltungskultur

Die Primärzellkulturen wuchsen in einer Monolayerschicht bei 37 °C, einer relativen Luftfeuchtigkeit von 100 % und 10 % CO_2 in einer 25 cm^2 Kulturflasche. Bei annähernd vollständig bedeckter Fläche des Kulturgefäßes kann das Wachsen der adhärenten Zellen durch gegenseitigen Kontakt inhibiert werden. Dies kann durch eine Passagierung (Subkultivierung), d.h. Überführung der Zellen unter Verdünnung vom alten in ein neues Kulturgefäß, vermieden werden.

Zur Subkultivierung der Zellen ist eine fast vollständig konfluente Zellschicht vorteilhaft. Die primäre Zelllinie benötigt dafür je nach Wachstumspotenz, Zelldichte und Alter unterschiedliche Zeiträume von 48–60 h.

Nach sorgfältigem Abziehen des alten Mediums und einer einmaligen Waschung der Zellen mit PBS, wurde die Trypsin/EDTA-Lösung auf die Zellen gegeben, so dass der Boden der Zellkulturflasche gerade bedeckt war (ca. 1 ml). Die Flasche wurde zur Verteilung der Lösung kurz geschwenkt und für 5-7 min im Brutschrank bei 37 °C inkubiert. Danach wurde mit Hilfe des Mikroskops die vollständige Ablösung der Zellen kontrolliert. Die Trypsinierung wurde durch die Zugabe von serumhaltigem Medium abgebrochen und in ein weiteres Gefäß gefüllt. Aus diesem Gefäß wurden die abgelösten Zellen in ein neues oder mehrere neue Kulturgefäße mit frischem Medium verteilt.

Die Inkubation erfolgte bei 37 °C, 10 % CO_2 für 2-3 Tage. Danach mussten die entstandenen subkonfluenten Monolayerkulturen erneut mit Trypsin gelöst und subkultiviert werden.

2.2.1.4 Herstellung der Inkubationslösung, Behandlung

Für die Versuche wurden die Zellen aus mehreren Kulturgefäßen mit Trypsin gelöst, im Medium resuspendiert und zu einem Pool zusammengefügt. Nach Entnahme eines geringen Teils aus diesem Pool wurde in der Thoma-Kammer nach Anfärbung der toten Zellen mit Trypanblau die Lebendzellzahl bestimmt und mit definierter Zellzahl (1 x 10^4 Zellen/*well*) in 96 *well*-Mikrotiterplatten ausgesät. Nach einer Anheftungszeit von 24 h bei 37 °C und 10 % CO_2 im Brutschrank erfolgte die Behandlung der Zellen. Eine Ausnahme bildete die Anheftungszeit bei Kurzzeitversuchen der ROS-Bestimmung (90 min), diese betrug 48 h. Für eine schnellere Handhabung wurden vorab Aliquots der Testsubstanzen für die Herstellung der Behandlungslösungen erstellt. Die Reinsubstanzen von TEGDMA, Bis-GMA und CQ und deren Kombinationen wurden in den jeweiligen Konzentrationen mit dem organischen Lösungsmittel DMSO in eine 200-fach konzentrierte Stammlösung vorverdünnt und bei –20 °C gelagert. Unmittelbar vor der Behandlung wurden diese Stammlösungen auf RT angewärmt und mit Kulturmedium (DMEM) entsprechend den Endkonzentrationen in sterile Szintillationsfläschen zu Behandlungsmedium weiterverdünnt.

In allen Inkubationslösungen einschließlich der Kontrollen K1 und K3 betrug der Anteil an DMSO 0,5 %.

Vor Versuchsbeginn wurden die Vitalität und die Zellmorphologie der adhärenten Zellen auf der 96 *well*-Mikrotiterplatte mit dem inversen Durchlichtmikroskop im Phasenkontrast (IMT-2, Olympus) überprüft. Zur Behandlung der Zellen wurde das Inkubationsmedium jedes *wells* vorsichtig mit einer Pumpe abgezogen und stattdessen wurden 200 µl Behandlungsmedium aus den Szintillationsfläschen dazupipettiert.

Für die Kontrolle K1 (100 % Wachstum) wurden die Zellen nur mit Kulturmedium (DMEM), welches 0,5 % DMSO enthielt, behandelt.

Zusätzliche Kontrollen wurden bei dem LDH-Test benötigt. Die LDH-Messwerte wurden in Bezug zur 100 %-LDH-Aktivität gesetzt. Die maximale Zelllyse konnte mit der Behandlung Triton X-100 (K3, 100 % Zytotoxizität) erzielt werden.

Auch mögliche Wechselwirkungen zwischen der Kombinationsbehandlung TEGDMA/CQ oder TEGDMA/Bis-GMA mit dem LDH-ZytotoxizitätsKit mussten ausgeschlossen werden. So wurden weitere Kontrollen der Kombinationsbehandlung und der Einzelbehandlung jeweils in den höchsten Konzentrationen ohne Zellen mitgeführt. Im Laufe der Versuche wurden keine Wechselwirkungen durch die Testsubstanzen mit dem LDH-Test festgestellt.

Die Konzentrationsreihen zur Bestimmung der ED_{50}-Werte sind im Folgenden aufgeführt:

TEGDMA-Einzelbehandlung in [mM]:
| K1 | K3 | 0,1 | 0,5 | 1 | 1,25 | 2,5 | 3,75 | 5 |

Bis-GMA-Einzelbehandlung in [mM]:
| K1 | K3 | 0,0025 | 0,005 | 0,01 | 0,025 | 0,05 | 0,1 | 0,2 |

CQ-Einzelbehandlung in [mM]:
| K1 | K3 | 0,25 | 0,5 | 1 | 1,25 | 2,5 | 5 | 10 |

Die Konzentrationsreihen für die Kombinationsversuche sind im Folgenden aufgeführt:

TEGDMA in Kombination mit CQ in [mM]:
| K1 | 2,5 CQ | 0,1 TEGDMA | 0,5 TEGDMA | 1,0 TEGDMA | 2,5 TEGDMA |
0,1 TEGDMA/2,5 CQ | 0,5 TEGDMA/2,5 CQ | 1,0 TEGDMA/2,5 CQ |
2,5 TEGDMA/2,5 CQ |

TEGDMA in Kombination mit Bis-GMA in [mM]:
| K1 | 0,01 Bis-GMA | 0,1 TEGDMA | 0,5 TEGDMA | 1,0 TEGDMA | 2,5 TEGDMA |
0,1 TEGDMA/0,01 Bis-GMA | 0,5 TEGDMA/0,01 Bis-GMA |
1,0 TEGDMA/0,01 Bis-GMA | 2,5 TEGDMA/0,01 Bis-GMA |

Die mit den Testsubstanzen behandelten Zellen wurden entweder für 90 min, 24 h, oder 72 h im Brutschrank bei 37 °C und 10 % CO_2 inkubiert. Bevor die Aufarbeitung erfolgte, wurde eine optische Kontrolle der Zytotoxizitätseffekte am Durchlichtmikroskop (IMT-2) im Phasenkontrast durchgeführt (siehe Kap. 3.6).

2.2.2 Analytik

2.2.2.1 Zellzahlbestimmung mit der Thomakammer

In den Versuchen wurde die Zellzahl mit Hilfe einer Zählkammer nach Thoma mit der Tiefe 0,1 mm (Fläche eines Kleinquadrates 1/400 mm^2) bestimmt. 100 µl einer Zellsuspension wurden mit 100 µl einer 1 % Trypanblaulösung versetzt, um die abgestorbenen Zellen anzufärben. Es wurden jeweils alle ungefärbten Zellen in der gesamten Zählkammer ausgezählt und daraus die Lebendzellzahl pro ml berechnet.

2.2.2.2 Phasenkontrastmikroskopie

Für die mikroskopische Untersuchung wurden die Zellen in 6 *well* Platten (Nalge Nunc, Hereford, England) in einer Zelldichte von 2 x 10^5 Zellen pro ml ausgesät und über 24 h, 37°C und 10 % CO_2 inkubiert. Nach der Anheftungszeit von 24 h wurden die Zellen mit den gleichen Einzel- oder Kombinationslösungen wie in Kapitel (2.2.1.4) beschrieben behandelt. Nach 24-stündiger Inkubation wurden die Zellen im Phasenkontrast mikroskopisch und morphologisch beurteilt. An exemplarischen Kulturen wurde bei 400- und 200-facher Vergrößerung eine fotografische Dokumentation durchgeführt.

2.2.2.3 Proteinbestimmung nach Bradford (1976)

Der Triphenylmethanfarbstoff Coomassie-Brillant-Blau G-250 bildet in saurer Lösung mit kationischen und unpolaren Seitenketten von Proteinen Komplexe. Die ungebundene (kationische), rote Form des Farbstoffs hat im Absorptionsspektrum ein Maximum bei 465 nm.

Durch die Komplexbildung mit Proteinen wird der Farbstoff in seiner blauen, unprotonierten, anionischen Sulfonatform stabilisiert und das Absorptionsmaximum verschiebt sich auf 595 nm (siehe Formel 3) (Compton et Jones 1985).

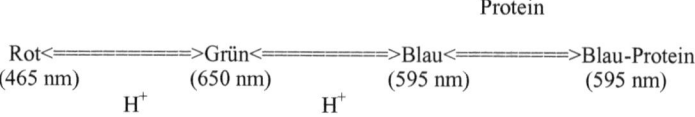

Formel 3 Protein-Komplexbildung des Farbstoffes Coomassie Brilliant Blau G-250

Da der Extinktionskoeffizient des Farbstoff-Protein-Komplexes außerdem sehr viel höher als der des freien Farbstoffes ist, kann durch die Bildung des Komplexes die Zunahme der Absorption bei 595 nm mit hoher Empfindlichkeit gegen das freie Farbreagens photometrisch gemessen werden und ist ein Maß für die Proteinkonzentration der Lösung (Sapan et al. 1999). Das Maß der Farbreaktion ist abhängig von der Komposition eines Proteingemisches. Deshalb ist zur Konzentrationsbestimmung eines ausgewählten Proteins eine Kalibrierung notwendig. Wenn die Konzentration eines Proteingemischs bestimmt werden soll, können Standardproteine zur Kalibrierung genutzt werden. Bovines Serum-Albumin (BSA) hat sich als international anerkannter Standard für die Eichung durchgesetzt. In der Mikrobiologie kann man auch Lysozym verwenden, denn es entspricht in seiner Zusammensetzung dem Mittelwert bakterieller Proteine. Auf eine Eichung wurde verzichtet, die Messung der Proteinkonzentration in der vorliegenden Arbeit ist relativ.

Die Bestimmung erfolgte in 96 *well* Mikrotiterplatten. Nach der Behandlungszeit der Zellen wurde das Behandlungsmedium vorsichtig ausgeschüttet. Zur Fixierung der Zellen wurden 20 µl 3 %-ige NaOH in jedes *well* pipettiert. Danach erfolgte über 24 h eine Inkubation der Zellen im Kühlschrank bei 4 °C. Anschließend wurden die *wells* mit je 200 µl Bradford-Reagens aufgefüllt und die Lösung gut durchmischt. Die Messung erfolgte nach wenigen Minuten im Plattenphotometer bei einer Wellenlänge von 590 nm und 700 nm.

2.2.2.4 Proteinbestimmung mit dem Sulforhodamin B-Farbstoff

Der Farbstoff Sulforhodamin B (SRB) ist eine helle pinkfarbene Substanz der Aminoxanthrene. Der chemische Aufbau ist den gebräuchlichsten Proteinfarbstoffen, wie z. B. Coomassie Blau, Bromophenol Blau und Naphthol Gelb S ähnlich. Das Prinzip des Assays beruht auf der elektrostatischen Bindung des anionischen Farbstoffes an basische

Aminosäure-Reste (Arg, His, Lys) von Proteinen unter mild sauren Bedingungen (Skehan et al. 1989, 1990).

Zur Messung der Proteinmenge wird der gebundene Farbstoff bei basischem pH-Wert gelöst, wobei die Menge des freigesetzten Farbstoffes der zu bestimmenden Gesamtproteinmenge entspricht. Diese kann photometrisch ermittelt werden.

Um mit Hilfe des SRB-Tests eine Gesamtzellzahlbestimmung durchzuführen, ist es notwendig die Zellen nach Behandlung zu fixieren. Nach dem Ausschütteln des Behandlungsmedium wurde mit Hanks Salzlösung gespült. Im Anschluß wurde zur Fixierung die Fixierlösung, welche aus 90 % Ethanol, 5 % Essigsäure und 5 % H_2O besteht, auf die Zellen gegeben (100 µl/*well*). Danach wurden die Zellen über 24 h bei 4 °C im Kühlschrank inkubiert. Anschließend wurde der Inhalt der Platte vorsichtig ausgeschüttet und es wurden je 50 µl der SRB-Lösung zu jedem *well* gegeben. Es erfolgte eine Inkubation von 15 min bei RT im Dunkeln. Nach Inkubation wurde die Lösung vorsichtig ausgeschüttelt und das ungebundene SRB zweimal mit je 100 µl H_2O vorsichtig ausgespült. Zum Schluss wurde das am Protein der Zellen gebundene SRB mit der basischen Trislösung (Konzentration: 10 mM, 100µl/*well*) in Lösung gebracht. Dabei war wichtig, dass die Platte ausreichend, aber vorsichtig geschüttelt wurde, so dass der noch gebundene Farbstoff gut herausgelöst und homogen verteilt wurde.

Die Messung erfolgte im Plattenphotometer (Spektra Max 250) mit der Filterkombination C/D bei einer Wellenlänge von 540 nm.

2.2.2.5 Indirekte Zytotoxizitätsmessung mit dem LDH-Test

Der Laktatdehydrogenase (LDH-Test) ist ein Zytotoxizitätstest, der die Membranintegrität und Vitalität von Zellen quantifiziert. Der Test beruht auf der quantitativen Bestimmung der Laktatdehydrogenaseaktivität. Laktatdehydrogenase ist ein stabiles, zytoplasmatisches Enzym, welches in allen eukaryotischen Zellen vorhanden ist. Bei Zellmembranschäden tritt es aus dem Zytosol aus und ist im Überstand des Zellkulturmediums zu messen (Arechabala et al. 1999).

Die Enzymaktivität ist dabei direkt proportional zur Anzahl der lysierten Zellen. Die Enzymaktivität der LDH wird mit Hilfe des Cytotoxicity Detection Kits (Roche, Mannheim (Nr.1644793)) bestimmt.

Im ersten Schritt wird Laktat durch die freigesetzte Laktatdehydrogenase zu Pyruvat oxidiert, während NAD^+ zu $NADH + H^+$ reduziert wird. In der zweiten enzymatischen Reaktion werden zwei Wasserstoffatome von $NADH + H^+$ auf das gelbe Tetrazoliumsalz INT (2([4-Iodophenyl]-3-[4-nitrophenyl]-5-phenyltetrazoliumchlorid) transferiert und es entsteht das rote Formazan-Salz. Hierbei wird Diaphorase als Katalysator eingesetzt.

Da fötales Kälberserum (FKS) LDH enthält, wurde für die Untersuchungen ein Kulturmedium/Behandlungsmedium mit reduzierter FKS-Konzentration (1 %) eingesetzt. Um mögliche Messfehler der roten Formazan-Färbung auszuschließen, wurde auf den Zusatz von Phenolrot im Kulturmedium verzichtet. Ebenfalls wurden neben den Versuchen Kontrollen der Behandlungsmedien mit maximaler Konzentration der Testsubstanzen mitgeführt, um ausschließen zu können, dass die Testsubstanzen einen Einfluss auf die LDH- oder die Diaphorase-Aktivität haben.

Das Prinzip der Bestimmung der LDH-Aktivität ist in (Abb. 5) dargestellt.

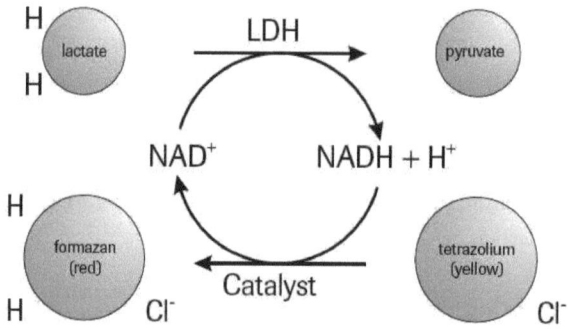

Abb. 5 Testprinzip des LDH-Assays (Quelle: Roche)

Die Behandlung der Zellen erfolgte wie unter 2.2.1.4 beschrieben. Als Kontrollen dienten Zellen, die mit Triton-X 100 (100 % Zelllyse, Kontrolle, K3) und 0,5 % DMSO (Lösemittelkontrolle, K1) behandelt wurden. Zur Aufarbeitung der behandelten Zellen wurden mit einer 8-Kanal-Pipette aus jedem *well* der Platte vorsichtig 100 µl entnommen und für die Messung in eine zweite, neue Platte überführt.

Mit Hilfe einer 8-Kanal-Pipette wurden zu diesen 100 µl Zellkultur-Überstand 100 µl der frisch angesetzten Reaktionslösung (Lsg. 1: 175 µl Lyophilisat + Lsg. 2: 7,875 ml Farbstoff) dazupipettiert. Die Platte wurde anschließend 15 min im Dunkeln bei RT inkubiert. Um die Reaktion zu stoppen, wurden 50 µl 1 N HCl pro *well* dazupipettiert und vorsichtig gemischt.

Das in der Nachweisreaktion gebildete rote Formazan-Salz wird durch die Salzsäure nicht beeinflusst. Die Absorption wurde bei 490 nm (Referenz 650 nm) im Plattenphotometer gemessen. Zur Berechnung der prozentualen Zytotoxizität setzt man (nach Abzug des Leerwerts, *blank*) in folgende Formel die entsprechenden Mittelwerte ein:

$$Zytotoxität[\%] = \frac{(Messwert - MinimalKontrolle)}{(MaximalKontrolle - MinimalKontrolle)} \times 100$$

Formel 4 Berechnung der prozentualen LDH-Zytotoxizität

2.2.2.6 Vitalitäts- und Gesamtzellzahlbestimmung mit dem Propidiumiodid-Test (PI-Test)

Lebende Zellen besitzen eine intakte Zellmembran, welche für kationische Farbstoffe, wie Propidiumjodid (PI) oder Trypanblau, impermeabel ist. Bei einem Zelluntergang rupturiert die Zellmembran, so dass der Fluoreszenz-Farbstoff PI eindringen und sich an den doppelsträngigen Kerninhalt (DNS und RNS) binden kann. PI wird zwischen den Basenpaaren interkalierend zu hoch fluoreszierenden Komplexen eingefügt (Jones et Singer 2001, Haugland 2002, Yang et al. 2002). Die Fluoreszenzintensität der PI-Färbung ist ungefähr proportional zur Anzahl der Basenpaare und kann mit einem Fluoreszenzmessgerät quantifiziert werden

Mit diesem Test lässt sich zum einen die Gesamtzahl und zum anderen die Vitalität der Zellen bestimmen. Es werden zwei Messschritte benötigt. Im ersten Schritt vermag der Farbstoff innerhalb des Inkubationszeitraums von 20 min die intakte Zellmembran nicht zu durchdringen. So wird zunächst nur die DNA derjenigen Zellen angefärbt, die durch ein schädigendes Agens ihre Membranintegrität verloren haben. Der Farbstoff kann dann leicht die insuffiziente Membranbarriere durchdringen. Dies geschieht spontan im Dunkeln innerhalb einer Inkubationszeit von 20 min bei RT. Es erfolgt eine Fluoreszenzmessung (Messung 1), die auf die Anzahl der durch das schädigende Agens lysierten Zellen schließen lässt. Danach werden die vitalen Zellen durch die Zugabe des Tensids Nonidet® P-40 lysiert.

In der folgenden 20-minütigen Inkubationszeit interkaliert der Farbstoff PI nun an die DNA aller vorhandenen Zellen. Es findet eine zweite Fluoreszenzmessung (Messung 2) statt. Nach Subtraktion der Messwerte der Messung 1 von denen der Messung 2 kann die Vitalität der Zellen berechnet werden.

PI-Vitalität = Gesamtzellzahl (2. Messschritt) – Anzahl toter Zellen (1. Messschritt)
Formel 5 Berechnung der prozentualen PI-Vitalität

Die Messung der Platte erfolgt im Fluoreszenzmessgerät FL_X 800 bei einer Extinktionswellenlänge (Ex) von 530 nm und einer Emissionswellenlänge (Em) von 645 nm. Die Messung der Gesamtzellzahl mit Hilfe von PI kann nach einer Messung der ROS-Bildung oder einer GSH-Bestimmung in derselben 96-*well* Platte erfolgen.

2.2.2.7 Messung des intrazellulären Glutathiongehalts von adhärenten Zellen (MBBr-Assay)

Die Monobrombiman-Methode (MBBr-Methode) beruht auf der Alkylierung des nicht fluoreszierenden Farbstoffes mit intrazellularen Thiolen, wie z. B. GSH, so dass die Produkte (MBB-GSH) eine blaue Fluoreszens emittieren, die nach Anregung mit 390 nm eine Emission bei 460 nm zeigen (Briviba et al. 1993, Jösch et al. 1998). MBBr reagiert dabei spontan ohne Enzymbeteiligung mit GSH.

Nach der Behandlungszeit der Zellen mit den Substanzen wurde die 96-*well* Platte vorsichtig ausgeklopft und mit 100 µl HBSS gespült. Anschließend wurde das Spülmedium vorsichtig ausgeklopft und es wurden 200 µl MBBr-Lösung pro *well* dazupipettiert. Die Inkubation von 30 min erfolgte im Dunkeln bei RT. Die Fluoreszenzmessung fand im Fluoreszenzmessgerät FL_X 800 bei einer Extinktion (Ex) von 360 nm und einer Emission (Em) von 460 nm statt. Da der relative Gehalt an GSH mit der Zellzahl korreliert werden muss, wurde nach der Messung des GSH-Addukts eine Zellzahlbestimmung mit Hilfe eines der drei Zellzahlbestimmungsmethoden SRB–Test, Bradford-Test oder PI-Assay durchgeführt.

2.2.2.8 Messung der Bildung von ROS (DCFH-Assay)

Beim Dichlorodihydrofluorescein-Assay (DCFH-Assay) handelt es sich um einen photometrisch kinetischen Assay, der aufgrund eines relativen Fluoreszenzanstiegs durch Oxidation des Fluoreszenz-Farbstoffs Dichlorodihydrofluorescein-Diacetat (DCFH-DA) die

Bestimmung des ROS-Levels in der Zelle ermöglicht. Dieser Assay ist eine Screening-Methode, die in Verbindung mit anderen Markern eine Aussage über das Ausmaß der oxidativen Belastung und deren Modulation durch Antioxidantien zulässt.

Die unpolare, nicht fluoreszierende Diacetat-Form (DCFH-DA) kann leicht durch die Zellmembran diffundieren und wird durch interzelluläre Esterasen deacetyliert. Die nun gebildete freie Form das DCFH kann mit ROS zu dem hochfluoreszierenden Stoff 2′-7′-Dichlorofluorescin (DCF) oxidieren. Aufgrund seiner höheren Polarität kann der Farbstoff die Zellmembran nicht passieren und verbleibt in der Zelle. Der Farbstoff wird bei einer Wellenlänge von 485 nm angeregt und seine Fluoreszenz bei einer Wellenlänge von 525 nm gemessen (LeBel et al. 1992, Tsuchiya et al. 1994).

Nach einer Anheftungszeit von 24 h respektive 48 h wurde die Platte vorsichtig ausgeklopft und mit 100 µl HBSS gespült. Danach wurden 200 µl frisch angesetzte DCFH-DA-Lösung auf die Zellen pipettiert. Es folgte eine Inkubation für 20 min bei 37 °C im Brutschrank. Anschließend wurde ein Spülvorgang mit 100 µl HBSS durchgeführt. Danach folgte die zügige Behandlung mit den entsprechenden Testmaterialien. Es wurden 200 µl der Behandlungslösungen pro *well* pipettiert. Hierzu wurde der Pipettiervorgang mit der kleinsten Konzentration begonnen und mit der höchsten Konzentration beendet. Die „Blankreihe" wurde mit 200 µl HBSS pro *well* befüllt.

Die Messung der Mikrotiterplatte erfolgte in 15minütigen Intervallen über eine Dauer von 90 min im Fluoreszenzmessgerät FL_X 800 bei einer Extinktion von 485 nm und einer Emission von 528 nm.

2.2.2.9 Statistische Auswertung

Aus den gemessenen Werten wurden jeweils der arithmetische Mittelwert sowie die Standardabweichung bestimmt. Zur statistischen Auswertung wurde eine Varianzanalyse (ANOVA = analysis of variance) mit nachfolgendem Tukey-Test durchgeführt. Die statistisch signifikanten Unterschiede zwischen Behandlungen und 100 % Kontrolle wurden mit Hilfe des paarigen t-Tests ermittelt. Die Ergebnisse gelten als signifikant, wenn $p < 0{,}05$ ist. Die statistische Auswertung erfolgte mit Prism® 4.0 (GraphPad, USA).

3 Ergebnisse

3.1 Die Zytotoxizität von TEGDMA, Bis-GMA und CQ über 24 h

Die Zytotoxizität von TEGDMA, Bis-GMA und CQ wurde vergleichend mit verschiedenen Testsystemen untersucht. Da durch diese Testsysteme unterschiedliche Parameter der Zellen, erfasst werden, wie in Kap. 2.2 Methoden beschrieben, wurden zunächst alle Testsysteme für die Zytotoxizitäts-Untersuchungen verwendet, um jeweils das am besten geeignete und sensitivste Bestimmungsverfahren für die Untersuchungen der Substanzen herauszufinden. Es wurden Dosis-Wirkungskurven ermittelt und die ED_{50}-Werte mittels linearer Regression durch mehrere Messpunkte berechnet (MS Excel 2000).

3.1.1 Die Zytotoxizität von TEGDMA

Die HGF wurden 24 h mit 0,1 mM bis 5 mM TEGDMA inkubiert. TEGDMA induzierte eine konzentrationsabhängige Senkung der Zellzahl und eine konzentrationsabhängige LDH-Freisetzung. Sämtliche Tests zeigten, dass eine Konzentration größer als 1 mM eine signifikante Zytotoxizität gegenüber der unbehandelten Lösungsmittelkontrolle induzierte. Mit Hilfe des PI-Assays (Abb. 6 A, B) konnte zum Beispiel bei einer Konzentration von 1 mM TEGDMA eine Vitalität von durchschnittlich 75 % (74,5 % ± 8,0 %) (B) gemessen werden, die Gesamtzellzahl (A) lag bei durchschnittlich 90 % (90,6 % ± 5,8 %). Die Dosis-Wirkungskurven der Vitalitäts- und der Zellzahl-Bestimmung durch den PI-Assay wiesen einen ähnlichen Kurvenverlauf auf, die Vitalität lag stetig unter der Gesamtzellzahl.

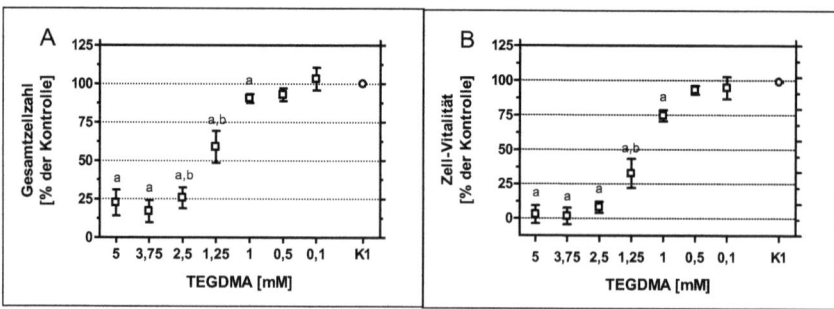

Abb. 6 A+B Zytotoxizität (A) und Vitalität (B) von TEGDMA nach 24 h im PI-Assay (n=5)
K1 = Wachstumsmedium mit DMSO [0,5 %, Lösungsmittelkontrolle]
a = p < (0,05) im Vergleich zu K1
b = p < (0,05) im Vergleich zur nächstgeringeren TEGDMA-Konzentration

Mit Hilfe des PI-Assay wurde eine starke Zytotoxizität bei den drei höchsten Konzentrationen angezeigt. Es konnte in dem Konzentrationsbereich (2,5–5 mM) durchweg eine Gesamtzellzahl von ca. 25 % nachgewiesen werden, alle Zellen waren avital. Der SRB-Test (Abb. 7 A) zeigte eine vergleichbare Dosis-Wirkungskurve.

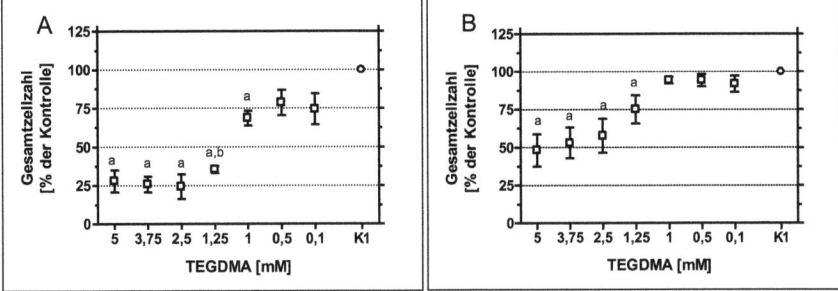

Abb. 7 A+B Zytotoxizität von TEGDMA nach 24 h im SRB-Test (A, n=4) und Bradford-Test (B, n=7)
K1 = Wachstumsmedium mit DMSO [0,5 %, Lösungsmittelkontrolle]
a = $p < (0,05)$ im Vergleich zu K1
b = $p < (0,05)$ im Vergleich zur nächstgeringeren TEGDMA-Konzentration

Jedoch verlief die Dosis-Wirkungskurve von TEGDMA im SRB-Test (Abb. 7 A) im Vergleich zum PI-Assay in dem niedrigen Konzentrationsbereich (0,1–1,25 mM) insgesamt flacher. In diesem Konzentrationsbereich wurden im Vergleich zur Gesamtzellzahl des PI-Assays um ca. 15 % geringere Werte bestimmt.

Vergleicht man die Werte der Proteinbestimmung aus dem SRB-Test (Abb. 7 A) und aus dem Bradford-Test (Abb. 7 B) miteinander, so fällt zunächst die höhere Standardabweichung in dem Konzentrationsbereich 1,25–5 mM beim Bradford-Test auf. Die Dosis-Wirkungskurven von TEGDMA in beiden Testsystemen ähneln sich nur leicht, die Dosis-Wirkungskurve des Bradford-Tests verläuft insgesamt flacher. Die Ergebnisse des SRB-Tests lagen im gesamten Konzentrationsbereich um ca. 20 % niedriger. Zum Beispiel zeigte der SRB-Test (Abb. 7 A) bei der Konzentration von 1 mM schon signifikant mäßige Zelltoxizität (68,7 % ± 8,2 %), während mit dem Bradford-Test (Abb. 7 B) keine signifikante Zytotoxizität messbar war.

Der LDH-Test (Abb. 8) zeigte lediglich bei den vier höchsten Konzentrationen (1,25–5 mM) eine signifikant zelllytische Aktivät von TEGDMA an. Bei den drei höchsten Konzentrationen (2,5–5 mM) konnte, ähnlich wie bei der Vitalitätsmessung durch den PI-Assay, eine nahezu 100 % Zytotoxizität nachgewiesen werden.

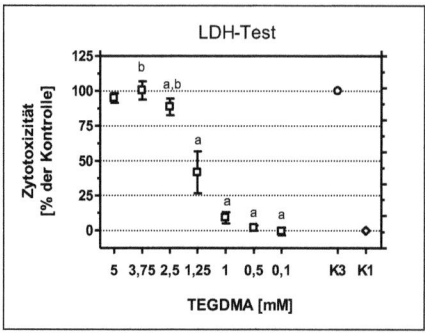

Abb. 8 Zytotoxizität von TEGDMA nach 24 h im LDH-Test (n=3)
K1 = Wachstumsmedium mit DMSO [0,5 %, Lösungsmittelkontrolle]
K3 = Kontrolle DMEM mit Triton [1 %, max. Zelllyse]
a = p < (0,05) im Vergleich zu K1
b = p < (0,05) im Vergleich zur nächstgeringeren TEGDMA-Konzentration

Die mit den verschiedenen Testsystemen bestimmten ED_{50}-Werte lagen im Bereich von 1,1 mM bis 1,8 mM (Tab. 1). Davon stark abweichend wurde mit dem Bradford-Test eine ED_{50} von 3,4 ± 2,8 mM bestimmt.

Tab. 1 ED-Werte der Zytotoxizität von TEGDMA

TEGDMA Assays/ED-Werte	Anzahl	ED_{50} [mM]	ED_{10} [mM]
PI-Assay Gesamtzellz.	n=5	1,8 ± 0,3	0,7 ± 0,3
PI-Assay Vitalität	n=5	1,2 ± 0,2	0,5 ± 0,2
Bradford-Test	n=7	3,4 ± 2,8	1,3 ± 0,9
SRB-Test	n=4	1,1 ± 0,1	0,1 ± 0,2
LDH-Test	n=3	1,5 ± 0,3	1,0 ± 0,1

Die Bestimmungsmethode der linearen Regressionsanalyse durch mehrere Messpunkte zur Berechnung der ED_{10} ist nicht geeignet. Die Testsysteme waren im niedrigen Konzentrationsbereich zu wenig sensitiv, der Verlauf der Wirkungskurve fiel zu flach aus. Die ED_{10} ist im Bereich von ca. 0,1 mM bis 1,3 mM ermittelt worden. Für die Kombinationsbehandlungen TEGDMA mit Bis-GMA oder TEGDMA mit CQ (Kap. 3.2-3.5) wurden für TEGDMA Endkonzentrationen von 2,5 mM, 1,0 mM und 0,5 mM bis 0,1 mM eingesetzt.

Zusammenfassend kann festgestellt werden, dass mit LDH-, PI- und SRB-Test ähnliche ED_{50}-Werte ermittelt werden konnten, lediglich der unempfindlichere Bradford-Test ergab höhere ED-Werte (Tab. 1).

3.1.2 Die Zytotoxizität von Bis-GMA

Die HGF wurden über 24 h mit 0,0025 mM bis 0,2 mM Bis-GMA inkubiert. Bis-GMA zeigte in höherer Konzentration (> 0,01 mM) stark zelltoxische Wirkung. Im niedrigen Konzentrationsbereich (0,0025–0,01 mM) konnte durch die Behandlung in sämtlichen Testsystemen (PI-Assay, SRB-, Bradford-, LDH-Test) kein signifikant zytotoxischer Effekt im Vergleich zur Lösungsmittelkontrolle beobachtet werden. Ab einer Konzentration von > 0,01 mM induzierte 0,01–0,025 mM Bis-GMA eine drastische Zunahme der Zytotoxizität in allen Testsystemen.

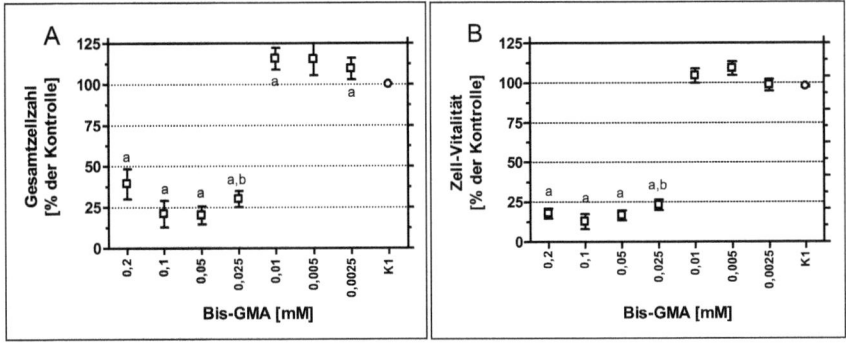

Abb. 9 A+B Zytotoxizität (A) und Vitalität (B) von Bis-GMA nach 24 h im PI-Assay (n=8)
K1 = Wachstumsmedium mit DMSO [0,5 %, Lösungsmittelkontrolle]
a = p < (0,05) im Vergleich zu K1
b = p < (0,05) im Vergleich zur nächstgeringeren Bis-GMA-Konzentration

Die Zellzahl- und die Vitalitätsbestimmung durch den PI-Assay (Abb. 9) zeigten einen sehr ähnlichen Verlauf der Dosis-Wirkungskurven von Bis-GMA. Auffällig war bei der Zellzahl- und Vitalitätsbestimmung durch den PI-Assay, dass in dem niedrigen Konzentrationsbereich (0,0025–0,01 mM) Werte von > 100 % der Lösungsmittel-Kontrolle bestimmt wurden. Die Vitalität lag stetig unter der Gesamtzellzahl. Insgesamt zeigte der PI-Assay einen sehr geringen Standardfehler.

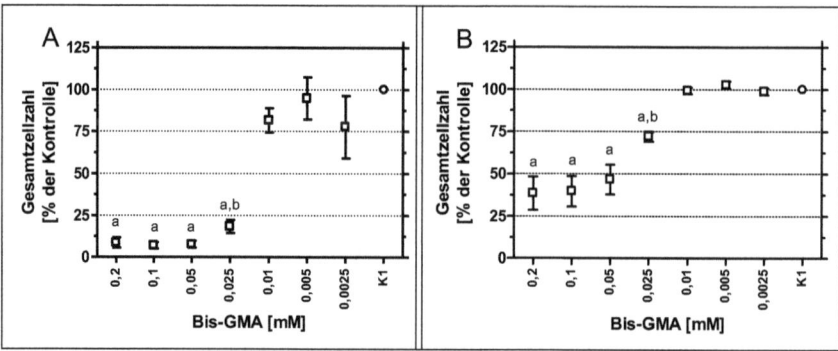

Abb. 10 A+B Zytotoxizität von Bis-GMA nach 24 h im SRB-Test (A, n=4) und Bradford-Test (B, n=4)
K1 = Wachstumsmedium mit DMSO [0,5 %, Lösungsmittelkontrolle]
a = p < (0,05) im Vergleich zu K1
b = p < (0,05) im Vergleich zur nächstgeringeren Bis-GMA-Konzentration

Die Dosis-Wirkungskurve der Proteinbestimmung mit Hilfe des SRB-Tests (Abb. 10 A) ähnelt dem Kurvenverlauf, der sich bei Anwendung des Bradford-Tests (Abb. 10 A) ergibt. Ein stark abweichendes Ergebnis wurde bei der Konzentration von 0,025 mM nachgewiesen. Der Bradford-Test zeigte bei dieser Konzentration eine Proteinmenge von durchschnittlich 75 % (72,0 % ± 8,0 %), der SRB-Test hingegen von durchschnittlich 20 % (18,5 % ± 6,6 %). Der Bradford-Test wies bei den drei höchsten Konzentrationen um ca. 20 % höhere Proteinmengen nach als der SRB-Test. Der Bradford-Test konnte im Vergleich zu den übrigen Tests einen deutlich sigmoiden Kurvenverlauf ohne abrupte Änderung der Zytotoxizität zwischen 0,025 mM und 0,01 mM Bis-GMA nachweisen.

Die Bestimmung der LDH-Aktivität (Abb. 11) zeigte eine signifikant starke Zytotoxizität bei Konzentrationen von mehr als 0,01 mM an.

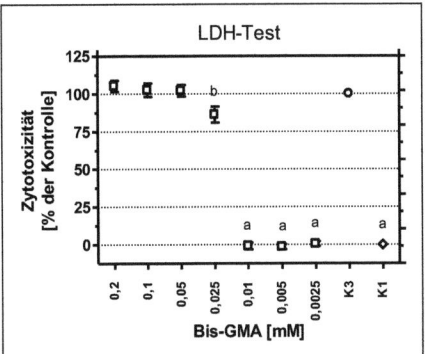

Abb. 11 Zytotoxizität von Bis-GMA nach 24 h im LDH-Test (n=5)
K1 = Wachstumsmedium mit DMSO [0,5 %, Lösungsmittelkontrolle]
K3 = Kontrolle DMEM mit Triton [1 %, max. Zelllyse]
a = p < (0,05) im Vergleich zu K3
b = p < (0,05) im Vergleich zur nächstgeringeren Bis-GMA-Konzentration

Mit keinem der vier verschiedenen Testsysteme (LDH-, PI-, SRB- und Bradford-Test) konnten signifikante Unterschiede in der Zytotoxizität von Bis-GMA im Bereich von 0,05 mM bis 0,2 mM nachgewiesen werden, da in diesem Konzentrationsbereich nahezu sämtliche Zellen geschädigt worden sind.

Die ED_{50}-Werte der verschiedenen Testsysteme wurden im Bereich von 0,02 mM bis 0,039 mM (Tab. 2) ermittelt. Mit Hilfe des Bradford-Tests wurde, gering abweichend von den übrigen Testsystemen mit 0,039 mM bei einer Abweichung von ± 0,01 mM, der höchste ED_{50}-Wert ermittelt. Die ED_{10}-Werte lagen im Bereich von < 0,01 mM bis 0,014 mM (Tab. 2).

Tab. 2 ED-Werte der Zytotoxizität von Bis-GMA

Bis-GMA Assays/ED-Werte	Anzahl	ED_{50} in [mM]	ED_{10} in [mM]
PI-Assay Gesamtzellz.	n=8	0,022 ± 0,003	0,014 ± 0,002
PI-Assay Vitalität	n=8	0,020 ± 0,001	0,012 ± 0,002
Bradford-Test	n=4	0,039 ± 0,009	0,013 ± 0,005
SRB-Test	n=4	0,021 ± 0,004	< 0,01 ± 0,01
LDH-Test	n=5	0,022 ± 0,003	0,008 ± 0,004

Insgesamt kann festgestellt werden, dass in dem Bereich der höheren Konzentrationen (0,025-0,2 mM) eine nahezu 90–100 % Schädigung der Zellen zu beobachten war, während in dem niedrigeren Konzentrationsbereich (0,0025-0,01 mM) im Vergleich zur Lösungsmittelkontrolle keine signifikante Toxizität nachgewiesen werden konnte. Dabei führten der LDH-, PI-, Bradford- und der SRB-Test zu identischen ED-Werten. Für die Kombinationsbehandlungen mit TEGDMA wurde eine Bis-GMA-Konzentration von 0,01 mM gewählt, da bei dieser Konzentration keine signifikant zytotoxische Wirkung beobachtet werden konnte.

3.1.3 Die Zytotoxizität von CQ

Der Konzentrationsbereich von CQ in diesem Versuchsansatz reichte von 0,25 mM bis 10 mM. Es konnten eine konzentrationsabhängige Abnahme der Vitalität und der Zellzahl sowie eine konzentrationsabhängige LDH-Freisetzung beobachtet werden.

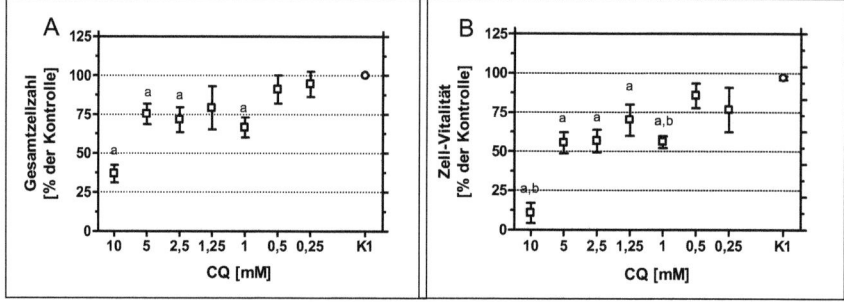

Abb. 12 A+B Zytotoxizität (A) und Vitalität (B) von CQ nach 24 h im PI-Assay (n=6)
K1 = Wachstumsmedium mit DMSO [0,5 %, Lösungsmittelkontrolle]
a = p < (0,05) im Vergleich zu K1
b = p < (0,05) im Vergleich zur nächstgeringeren CQ-Konzentration

Der PI-Assay (Abb. 12) zeigte sehr ähnliche Dosis-Wirkungskurven von CQ bei der Bestimmung der Gesamt- und der Lebend-Zellzahl. Die Vitalität wurde stetig unterhalb der Gesamtzellzahl bestimmt. In dem Konzentrationsbereich von 1 mM bis 5 mM war weder bei der Vitalität noch bei der Gesamtzellzahl eine signifikante konzentrationsabhängige Wirkung mit dem PI-Assay zu bestimmen. Eine signifikante Zytotoxizität wurde erst ab 1 mM nachgewiesen. Ein zytotoxischer Reiz, der mehr als 50 % der Zellen zum absterben brachte wurde durch den PI-Assay nur bei der höchsten Konzentration (10 mM; 36,9 % ± 8,0 %) nachgewiesen.

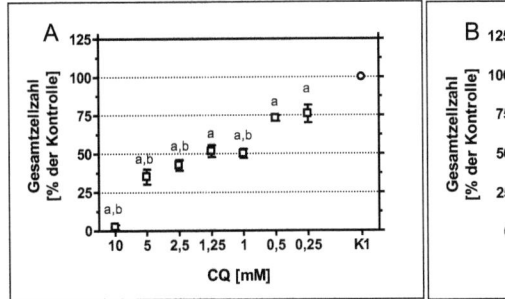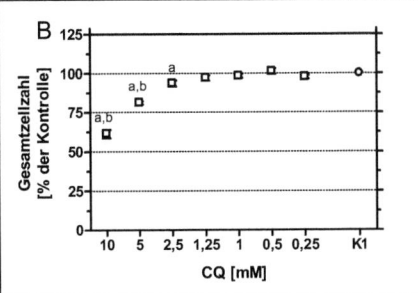

Abb. 13 A+B Zytotoxizität von CQ nach 24 h im SRB-Test (A, n=6) und Bradford-Test (B, n=4)
K1 = Wachstumsmedium mit DMSO [0,5 %, Lösungsmittelkontrolle]
a = p < (0,05) im Vergleich zu K1
b = p < (0,05) im Vergleich zur nächstgeringeren CQ-Konzentration

Die Dosis-Wirkungskurven von CQ, ermittelt durch die Testsysteme SRB-Test (Abb. 13 A) und Bradford-Test (Abb. 13 B), stellten sich unterschiedlich dar. Der SRB-Test wies als einziger Test eine signifikante Zytotoxizität über den gesamten Konzentrationsbereich auf, die linear war.

Dahingegen war mit dem Bradford-Test nur in dem Konzentrationsbereich von 2,5 mM bis 10 mM eine signifikante Toxizität nachzuweisen. Die geringste Konzentration, welche signifikant toxisch wirkte, konnte mit Hilfe des SRB-Tests bei 0,25 mM nachgewiesen werden. In allen anderen Testsystemen wurde die geringste Konzentration, welche signifikant toxisch wirkt, bei ≥ 1,25 mM nachgewiesen.

Der LDH-Test (Abb. 14) reagierte recht unempfindlich und es wurden lediglich die beiden höchsten Konzentrationen als signifikant zytotoxisch bestimmt.

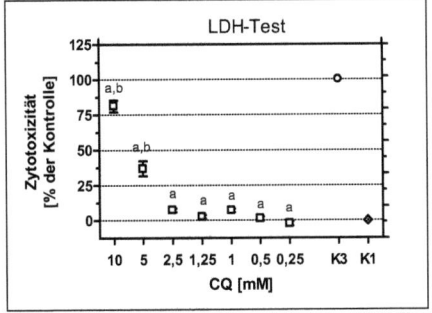

Abb. 14 Zytotoxizität von CQ nach 24 h im LDH-Test (n=5)
K1 = Wachstumsmedium mit DMSO [0,5 %, Lösungsmittelkontrolle]
K3 = Kontrolle DMEM mit Triton [1 %, max. Zelllyse]
a = p < (0,05) im Vergleich zu K3
b = p < (0,05) im Vergleich zur nächstgeringeren CQ-Konzentration

Durch die unterschiedliche Sensitivität der Testsysteme für die Substanz CQ ergaben sich deutliche Unterschiede für die ED-Wert-Berechnung der einzelnen Testsysteme untereinander und die ED_{50}-Werte variierten in einem sehr großen Konzentrationsbereich von 2,5 mM bis > 10,0 mM und wiesen hohe Standardabweichungen auf (Tab. 3).

Tab. 3 ED-Werte der Zytotoxizität von CQ

CQ Assays/ED-Werte	Anzahl	ED_{50} in [mM]	ED_{10} in [mM]
PI-Assay Gesamtzellz.	n=6	4,8 ± 3,3	1,0 ± 2,5
PI-Assay Vitalität	n=6	3,4 ± 2,0	0,1 ± 1,3
Bradford-Test	n=4	>10,0 ± 1,7	3,2 ± 0,5
SRB-Test	n=6	2,5 ± 1,0	<0,3 ± 0,5
LDH-Test	n=5	6,4 ± 1,2	2,1 ± 0,4

Mit dem Bradford-Test konnte kein ED_{50}-Wert bestimmt, sondern lediglich eine Abschätzung getroffen werden, die einen Wert von > 10mM betrug und damit stark von allen sonst ermittelten Werten abwich. Die ED_{10}-Werte wurden in dem Bereich von < 0,3 mM bis 3,2 mM ermittelt. Für die Kombinationsbehandlungen von CQ mit TEGDMA wurde eine CQ Konzentration von 2,5 mM eingesetzt. Bei dieser Konzentration wurden mit dem Bradford-Test sowie dem LDH-Test nur eine sehr geringe und mit dem SRB-Test sowie dem PI-Assay eine mäßige Zytotoxizität nachgewiesen.

3.1.4 Zusammenfassung

Abschließend war mit Hilfe der ED-Werte eine vergleichende Beurteilung der Zytotoxizität der untersuchten Einzelmaterialien möglich. Alle vier Testsysteme zeigten, dass Bis-GMA in geringeren Konzentrationen sehr viel toxischer reagierte als TEGDMA und CQ. Daraus ergab sich folgende Reihung in der Zytotoxizität: **Bis-GMA>>TEGDMA>CQ**.

3.2 Die Zytotoxizität von TEGDMA in Kombination mit CQ oder Bis-GMA über 24 h

Die HGF wurden über 24 h mit der Kombination TEGDMA und CQ bzw. TEGDMA und Bis-GMA behandelt. Die Zytotoxizität wurde, wie unter Kap. 2.2 beschrieben mit den verschiedenen Testsystemen bestimmt. Es wurden Dosis-Wirkungskurven ermittelt und die ED_{50}-Werte mittels linearer Regression durch mehrere Messpunkte berechnet (MS Excel 2000).

3.2.1 Die Zytotoxizität von TEGDMA in Kombination mit CQ über 24 h

Die HGF wurden einzeln mit 2,5 mM CQ und verschiedenen Konzentrationen von TEGDMA (0,1-2,5 mM) sowie mit einer Kombination der beiden Substanzen über 24 h behandelt. Die Einzel- und Kombinationsbehandlung bewirkte nach 24-stündiger Inkubation eine konzentrationsabhängige LDH-Freisetzung sowie eine Senkung der Vitalität und Gesamtzellzahl der HGF.

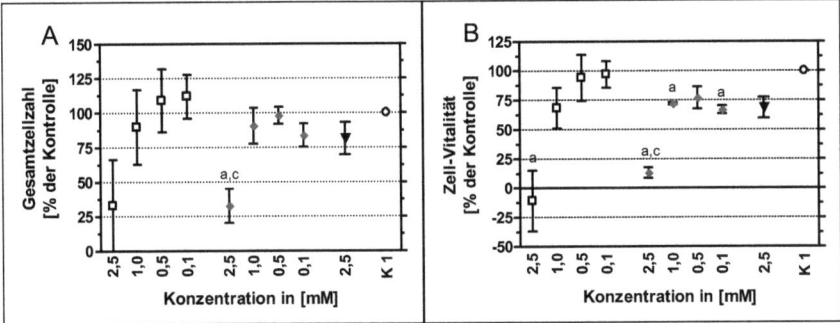

Abb. 15 A+B Zytotoxizität (A) und Vitalität (B) von TEGDMA und CQ nach 24 h im PI-Assay (n=3)
□ = TEGDMA
♦ = TEGDMA + 2,5 mM CQ
▼ = 2,5 mM CQ
○ = K1, Kontrolle DMEM mit DMSO [0,5 %, Lösungsmittelkontrolle]
a = p < (0,05) im Vergleich zu K1
b = p < (0,05) im Vergleich zur korrespondierenden TEGDMA-Konzentration
c = p < (0,05) im Vergleich zur CQ-Behandlung

Die Zellzahl- und die Vitalitätsbestimmung mit Hilfe des PI-Assays (Abb. 15A, B) zeigte bei TEGDMA und CQ einen ähnlichen Verlauf der Dosis-Wirkungskurven. Besonders bei der TEGDMA-Einzelbehandlung wies der PI-Assay einen sehr hohen Standardfehler auf und bei der Gesamtzellzahlbestimmung (A) wurden in dem Konzentrationsbereich 0,1-1,0 mM Werte von > 100 % bestimmt. Die Vitalität (Abb. 15 B) der Zellen war bei der Einzel- und Kombinationsbehandlung stets niedriger als die Gesamtzellzahl.

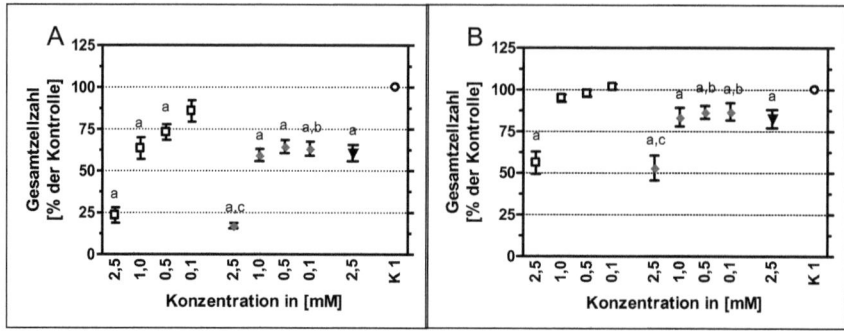

Abb. 16 A+B Zytotoxizität von TEGDMA und CQ nach 24 h im SRB-Test (n=3) (A) und Bradford-Test (n=7) (B)
□ = TEGDMA
♦ = TEGDMA + 2,5 mM CQ
▼ = 2,5 mM CQ
○ = K1, Kontrolle DMEM mit DMSO [0,5 %, Lösungsmittelkontrolle]
a = p < (0,05) im Vergleich zu K1
b = p < (0,05) im Vergleich zur korrespondierenden TEGDMA-Konzentration
c = p < (0,05) im Vergleich zur CQ-Behandlung

Der Vergleich von SRB-Test (Abb. 16 A) und Bradford-Test (Abb. 16 B) miteinander zeigt einen sehr ähnlichen Kurvenverlauf. Auch bei den Kombinationsversuchen über 24 h erwies sich der Bradford-Test als weniger sensitiv (ca. 25–30 % geringere Proteinmengen/*well*) als der SRB-Test, was ebenso durch die stark unterschiedlichen ED_{50}-Werte (Bradford-Test: 3,3 mM ± 1,8 mM; SRB-Test: 1,1 mM ± 0,2 mM, Tab. 4) belegt ist.

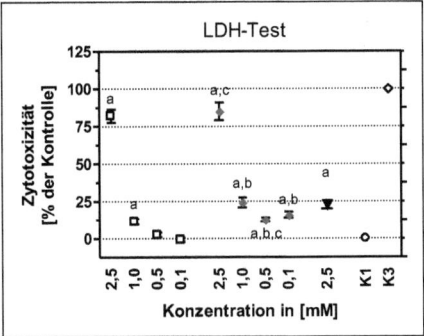

Abb. 17 Zytotoxizität von TEGDMA und CQ nach 24 h im LDH-Test (n=7)
□ = TEGDMA
◆ = TEGDMA + 2,5 mM CQ
▼ = 2,5 mM CQ
○ = K1, Kontrolle DMEM mit DMSO [0,5 %, Lösungsmittelkontrolle]
◊ = K3, Kontrolle DMEM mit Triton [1 %, max. Zelllyse]
a = $p < (0,05)$ im Vergleich zu K3
b = $p < (0,05)$ im Vergleich zur korrespondierenden TEGDMA-Konzentration
c = $p < (0,05)$ im Vergleich zur CQ-Behandlung

Hervorzuheben ist ein Effekt, welcher bei der niedrigsten Konzentration der Kombinationsbehandlung (0,1 mM TEGDMA/2,5 mM CQ) durch den PI-Assay (Abb. 15) und den LDH-Test (Abb. 17) nachgewiesen werden konnte. Hier zeigte sich eine geringe, nicht signifikante Zytotoxizitätssteigerung bzw. höhere Zellzahl-Senkung im Vergleich zur nächsthöheren Konzentration der Kombination (0,5 mM TEGDMA/2,5 mM CQ).

Der LDH-Test reagierte am empfindlichsten und zeigte die deutlichsten Effekte bei den zwei höchsten Konzentrationen in Einzel- und Kombinationsbehandlung. Bei den Konzentrationen von 1,0 mM, 0,5 mM und 0,1 mM TEGDMA/2,5 mM CQ konnte im Vergleich zur TEGDMA-Einzelbehandlung, eine leichte Zytotoxizitätserhöhung beobachtet werden. Bei der Konzentration von 0,5 mM TEGDMA/2,5 mM CQ war dieser Effekt statistisch signifikant. Allerdings zeigte sich bei der Konzentration 0,5 mM TEGDMA/2,5 mM CQ im Vergleich zur korrespondierenden CQ-Einzelbehandlung ein antagonistischer Effekt bzw. eine geringere Zytotoxizität. Eine leichte, aber nicht signifikante Zytotoxizitätsminderung im Vergleich zur CQ-Einzelbehandlung konnte außerdem bei der Konzentration von 0,1 mM TEGDMA/ 2,5 mM CQ beobachtet werden.

Für die geringste Konzentration, die signifikant schädigte, konnte nur ein Näherungswert ermittelt werden, da sie in jedem Testsystem unterschiedlich ausfiel. Sie lag im Bereich von 0,1 mM bis 0,5 mM, sowohl in der Einzel-, als auch in der Kombinationsbehandlung.

Die ED_{50}-Werte der TEGDMA-Einzelbehandlung stimmten mit den Einzelversuchen aus Kapitel 3.1 überein. Die ED_{50}-Werte aller Testsysteme für die Kombinationsbehandlung von TEGDMA und CQ (Tab. 4) lagen in dem Bereich von 1,6 mM bis 2,4 mM. Eine Ausnahme zeigte der Bradford-Test (3,3 mM ± 1,8 mM), welcher in Einzel- und Kombinationsbehandlung stark vom Mittel abwich.

Tab. 4 ED_{50}-Werte der Zytotoxizität von TEGDMA + 2,5 mM CQ über 24 h

Assays / ED-Werte	Anzahl	ED_{50} TEGDMA [mM]	ED_{50} TEGDMA + 2,5 mM CQ [mM]
PI-Assay (Gesamtz.)	n=3	2,6 ± 1,5	2,4 ± 0,9
PI-Assay (Vitalität)	n=3	1,4 ± 0,6	1,3 ± 0,2
Bradford-Test	n=7	3,3 ± 1,2	3,3 ± 1,8
SRB-Test	n=3	1,5 ± 0,3	1,1 ± 0,2
LDH-Test	n=7	1,8 ± 0,2	1,6 ± 0,5

Zusammenfassend kann festgestellt werden, dass die 24-stündige Kombinationsbehandlung der HGF mit TEGDMA und CQ in drei Testsystemen sowohl gegenüber der TEGDMA-Einzelbehandlung als auch gegenüber der CQ-Einzelbehandlung keine signifikanten synergistischen Effekte induzierte. Die Bestimmung der zelllytischen Aktivität (LDH-Test) zeigte im Vergleich zur TEGDMA-Einzelbehandlung bei einer Konzentration von 0,5 mM TEGDMA/2,5 mM CQ eine signifikante Zytotoxizitätserhöhung. Verglichen mit der CQ-Einzelbehandlung wurde bei dieser Konzentration sogar eine signifikante Zytotoxizitätsminderung (möglicher antagonistischer Effekt) nachgewiesen.

3.2.2 Die Zytotoxizität von TEGDMA in Kombination mit Bis-GMA über 24 h

Die HGF wurden einzeln mit 0,01 mM Bis-GMA und verschiedenen Konzentrationen von TEGDMA (0,1-2,5 mM) sowie mit einer Kombination der beiden Substanzen über 24 h behandelt. Zusätzlich wurde in einem zweiten Versuchsansatz der SRB-Test mit der Behandlung TEGDMA (0,1–1,5 mM) und 0,01 mM Bis-GMA einzeln und in Kombination durchgeführt (Abb. 19 A). Die Einzel- und die Kombinationsbehandlung bewirkten in beiden Versuchsansätzen nach 24-stündiger Inkubation eine konzentrationsabhängige LDH-Freisetzung sowie eine konzentrationsabhängige Senkung der Vitalität und der Gesamtzellzahl der HGF.

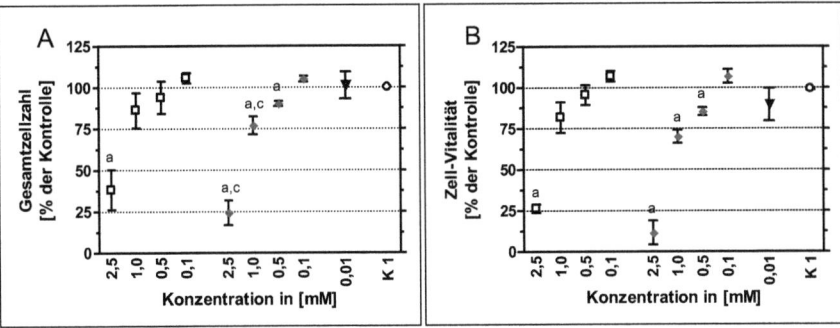

Abb. 18 A+B Zytotoxizität (A) und Vitalität (B) von TEGDMA und Bis-GMA nach 24 h im PI-Assay (n=6)

□ = TEGDMA
♦ = TEGDMA + 0,01 mM Bis-GMA
▼ = 0,01 mM Bis-GMA
○ = K1, Kontrolle DMEM mit DMSO [0,5 %, Lösungsmittelkontrolle]
a = p<(0,05) im Vergleich zu K1
b = p < (0,05) im Vergleich zur korrespondierenden TEGDMA-Konzentration
c = p < (0,05) im Vergleich zur Bis-GMA-Behandlung

Die Dosis-Wirkungskurven der Zellzahl- und der Vitalitätsbestimmung mit Hilfe des PI-Assays (Abb. 18) zeigten einen ähnlichen Verlauf. Bei der TEGDMA-Einzelbehandlung konnten nach Behandlung mit 2,5 mM TEGDMA (ca. 30 % der Kontrolle) eine signifikant starke Zelltoxizität und bei 1 mM TEGDMA (ca. 80 % der Kontrolle) eine mäßige Zelltoxizität nachgewiesen werden. Diese Ergebnisse bestätigten die Einzelversuche aus Kapitel 3.1. Bei der Kombinationsbehandlung konnte in dem Konzentrationsbereich 1-2,5 mM TEGDMA/0,01 mM Bis-GMA im Vergleich zur TEGDMA-Einzelbehandlung eine höhere Zytotoxizität nachgewiesen werden, welche jedoch statistisch nicht gesichert werden konnte. Die Vitalität fiel bei Einzel- und Kombinationsbehandlung stets niedriger als die Gesamtzellzahl aus.

PI-Assay, Bradford- und SRB-Test wiesen einen sehr ähnlichen Kurvenverlauf auf.

Betrachtet man die Proteinbestimmung mit Hilfe des SRB-Tests und Bradford-Tests, so wurde wie bereits oben erwähnt (Kap. 3.2.1) bei diesem Versuchsansatz keine starke Abweichung der Proteinmengen/*well* von 20 % bis 30 %, gefunden.

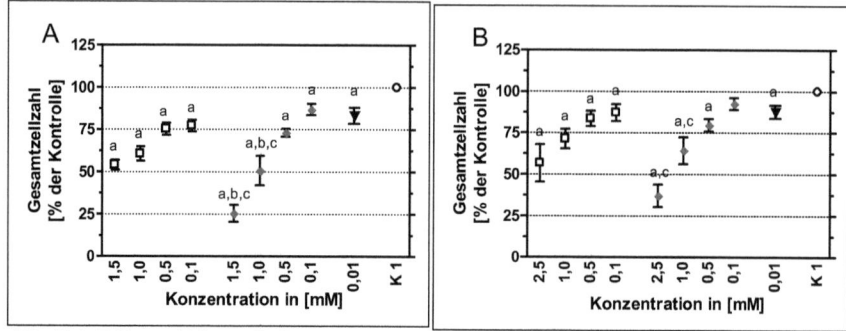

Abb. 19 A+B Zytotoxizität von TEGDMA und Bis-GMA nach 24 h im SRB-Test (n=4) (A) und Bradford-Test (n=7) (B)
□ = TEGDMA
♦ = TEGDMA + 0,01 mM Bis-GMA
▼ = 0,01 mM Bis-GMA
○ = K1, Kontrolle DMEM mit DMSO [0,5 %, Lösungsmittelkontrolle]
a = $p < (0,05)$ im Vergleich zu K1
b = $p < (0,05)$ im Vergleich zur korrespondierenden TEGDMA-Konzentration
c = $p < (0,05)$ im Vergleich zur Bis-GMA-Behandlung

Die Standardabweichung war in beiden Tests etwa gleich hoch (Abb. 19), die Dosis-Wirkungskurven von TEGDMA und Bis-GMA ähnelten sich. Bei beiden Testsystemen konnte eine Zytotoxizitätserhöhung bei der Kombination 2,5 mM TEGDMA/0,01 mM Bis-GMA bzw. 1,5 mM TEGDMA/0,01 mM Bis-GMA und 1,0 mM TEGDMA/0,01 mM Bis-GMA im Vergleich zur Einzelbehandlung beobachtet werden. Dieser Effekt war im SRB-Test in dem Konzentrationsbereich 1,0-1,5 mM TEGDMA/0,01 mM Bis-GMA statistisch signifikant.

Ergebnisse

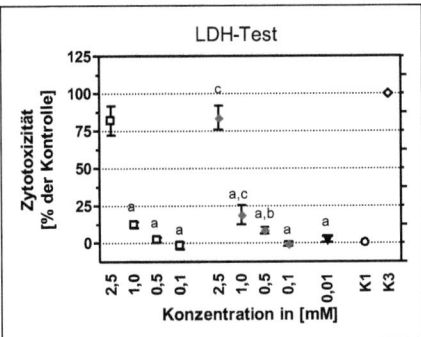

Abb. 20 Zytotoxizität von TEGDMA und Bis-GMA nach 24 h im LDH-Test (n=8)
□ = TEGDMA
♦ = TEGDMA + 0,01 mM Bis-GMA
▼ = 0,01 mM Bis-GMA
○ = K1, Kontrolle DMEM mit DMSO [0,5 %, Lösungsmittelkontrolle]
◊ = K3, Kontrolle DMEM mit Triton [1 %, max. Zelllyse]
a = p < (0,05) im Vergleich zu K3
b = p < (0,05) im Vergleich zur korrespondierenden TEGDMA-Konzentration
c = p < (0,05) im Vergleich zur Bis-GMA-Behandlung

Durch den LDH-Test (Abb. 20) konnte bei der Konzentration von 1,0 mM TEGDMA/0,01 mM Bis-GMA eine minimale Erhöhung der Zytotoxizität nachgewiesen werden, welche jedoch zur korrespondierenden TEGDMA-Einzelbehandlung nicht signifikant ausfiel.

Die geringste TEGDMA-Konzentration, welche die Zellen signifikant schädigte, war von Testsystem zu Testsystem verschieden und reichte in der Einzelbehandlung von 0,1 mM bis 0,5 mM. Die Kombinationsbehandlung zeigte ein ähnliches Ergebnis, auch hier lag die geringste TEGDMA-Konzentration, die signifikant schädigte, im Bereich von 0,1 mM bis 0,5 mM. Der ED_{50}-Wert der TEGDMA-Einzelbehandlung, ermittelt durch den SRB-Test, stimmte mit den Einzelversuchen aus Kapitel 3.1 überein. Die übrigen ED_{50}-Werte der Testsysteme wichen durch einen hohen Standardfehler von den Einzelversuchen aus Kapitel 3.1. ab.

Der ED_{50}-Wert wurde für die Kombinationsbehandlung von TEGDMA/Bis-GMA in dem Konzentrationsbereich von 1,0 mM bis 2,0 mM ermittelt (Tab. 5).

Tab. 5 ED_{50}-Werte der Zytoxizität von TEGDMA + 0,01 mM Bis-GMA über 24 h

Assays / ED-Werte	Anzahl	ED_{50} TEGDMA [mM]	ED_{50} TEGDMA + 0,01 mM Bis-GMA [mM]
PI-Assay (Gesamtz.)	n=6	3,5 ± 2,9	1,9 ± 0,5
PI-Assay (Vitalität)	n=6	2,1 ± 0,8	1,6 ± 0,4
Bradford-Test	n=7	2,4 ± 1,2	2,0 ± 0,9
SRB-Test	n=4	1,7 ± 0,4	1,0 ± 0,2
LDH-Test	n=8	4,1 ± 1,8	1,6 ± 0,5

Insgesamt kann festgestellt werden, dass bei einer 24-stündigen Inkubation der Kombinationsbehandlung von TEGDMA mit Bis-GMA gegenüber der Einzelbehandlung eine signifikante Zytotoxizitätserhöhung nachgewiesen werden konnte. Mit dem SRB-Test konnte in dem Konzentrationsbereich von 1,0 mM bis 1,5 mM TEGDMA/0,01 mM Bis-GMA im Vergleich zur Einzelbehandlung eine signifikant erhöhte Zytotoxizität beobachtet werden. Die anderen Testsysteme zeigten ähnliche Ergebnisse in dem Konzentrationsbereich von 1,0 mM bis 2,5 mM TEGDMA/0,01 mM Bis-GMA, die Effekte waren jedoch nicht signifikant.

3.3 Die Zytotoxizität von TEGDMA in Kombination mit CQ oder Bis-GMA über 72 h

Die HGF wurden über 72 h mit der Kombination von TEGDMA und CQ bzw. TEGDMA und Bis-GMA behandelt. Die Zytotoxizität wurde mit den unter Kap. 2.2 beschriebenen Testsystemen untersucht. Es wurden Dosis-Wirkungskurven ermittelt und mittels linearer Regression durch mehrere Messpunkte die ED_{50}-Werte berechnet (MS Excel 2000).

3.3.1 Die Zytotoxizität von TEGDMA in Kombination mit CQ über 72 h

Die HGF wurden einzeln mit 2,5 mM CQ und verschiedenen Konzentrationen von TEGDMA (0,1-2,5 mM) sowie mit einer Kombination der beiden Substanzen über 72 h behandelt. Die Einzelbehandlung mit TEGDMA bewirkte in allen Testsystemen eine konzentrationsabhängige Senkung der Zellzahl und eine konzentrationsabhängige LDH-Freisetzung. Die konzentrationsabhängige Wirkung der Kombinationsbehandlung mit TEGDMA und CQ konnte mit Hilfe des LDH- (Abb. 23) und des Bradford-Tests (Abb. 22) nur bis einschließlich 0,5 mM TEGDMA/2,5 mM CQ nachgewiesen werden. Bei der Konzentration 0,1 mM TEGDMA/2,5 mM CQ war in beiden Testsystemen eine leichte Steigerung der Zytotoxizität gegenüber der nächsthöheren Konzentration (0,5 mM TEGDMA/2,5 mM CQ) zu beobachten. Durch diesen Effekt war die geringste Konzentration der Kombinationsbehandlung, welche signifikant schädigte, schwer zu ermitteln und lag in einem großen Konzentrationsbereich von 0,1 mM bis 1,0 mM.

Der PI-Assay (Abb. 21) zeigte eine sehr starke Zelltoxizität nach Behandlung mit 2,5 mM TEGDMA bzw. 2,5 mM TEGDMA/2,5 mM CQ in Einzel- und Kombinationsbehandlung.

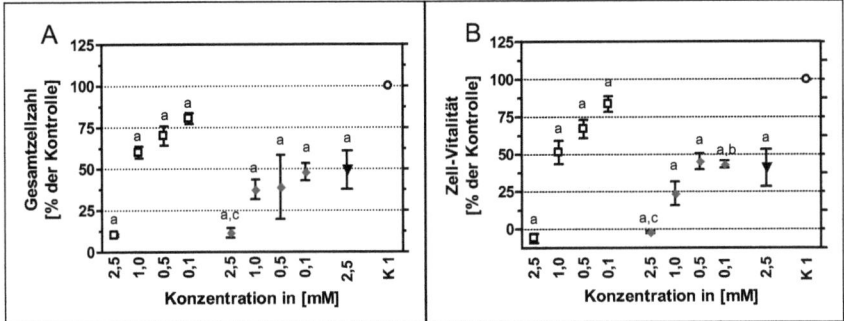

Abb. 21 A+B Zytotoxizität (A) und Vitalität (B) von TEGDMA und CQ nach 72 h im PI-Assay (n=4)
□= TEGDMA
♦= TEGDMA + 2,5 mM CQ
▼= 2,5 mM CQ
○= K1, Kontrolle DMEM mit DMSO [0,5 %, Lösungsmittelkontrolle]
a = p < (0,05) im Vergleich zu K1
b = p < (0,05) im Vergleich zur korrespondierenden TEGDMA-Konzentration
c = p < (0,05) im Vergleich zur CQ-Behandlung

Auch zeigte sich bei den übrigen eingesetzten Konzentrationen der Kombinationsbehandlung eine starke Zytotoxizität (Vitalität im gesamten Konzentrationsbereich < 50 %). Eine Zytotoxizitätserhöhung konnte gegenüber der TEGDMA-Einzelbehandlung in dem Konzentrationsbereich von 0,1 mM bis 1,0 mM TEGDMA/2,5 mM CQ beobachtet werden. Jedoch ist dieser Effekt im Vergleich zur CQ-Einzelbehandlung nicht signifikant. Der PI-Assay konnte über die 72-stündige Inkubation eine viel höhere (ca. 25-30 %) Toxizität nachweisen als bei der 24-stündigen Inkubation bestimmt wurde.

Der Bradford-Test (Abb. 22) reagierte insgesamt am unempfindlichsten und zeigte bei der TEGDMA-Einzelbehandlung lediglich die höchste Konzentration (2,5 mM TEGDMA) als signifikant schädigend an.

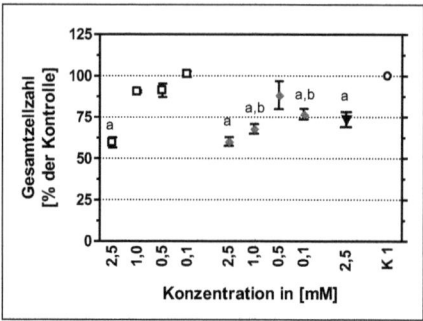

Abb. 22 Zytotoxizität von TEGDMA und CQ nach 72 h im Bradford-Test (n=4)
□= TEGDMA
♦= TEGDMA + 2,5 mM CQ
▼= 2,5 mM CQ
○= K1, Kontrolle DMEM mit DMSO [0,5 %, Lösungsmittelkontrolle]
a = p < (0,05) im Vergleich zu K1
b = p < (0,05) im Vergleich zur korrespondierenden TEGDMA-Konzentration
c = p < (0,05) im Vergleich zur CQ-Behandlung

Im Vergleich zum PI-Assay wies der Bradford-Test um ca. 30 % höhere Zellzahlen nach. Die Dosis-Wirkungskurven von TEGDMA und CQ beider Testsysteme sind in etwa ähnlich, wobei die Standardabweichung des PI-Assay deutlich höher liegt. Der Vergleich mit der Messung über 24 h (Abb. 16 B) zeigt, dass der Bradford-Test über die 72-stündige Behandlungszeit sehr ähnliche Ergebnisse in der Einzelbehandlung produzierte. Die Kombinationsbehandlung induzierte jedoch über 72 h nur eine geringfügig höhere Zytotoxizität als bei der 24-stündigen Inkubation.

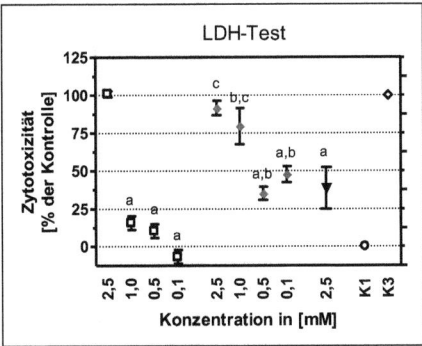

Abb. 23 Zytotoxizität von TEGDMA und CQ nach 72 h im LDH-Test (n=4)
□ = TEGDMA
◆ = TEGDMA + 2,5 mM CQ
▼ = 2,5 mM CQ
○ = K1, Kontrolle DMEM mit DMSO [0,5 %, Lösungsmittelkontrolle]
◊ = K3, Kontrolle DMEM mit Triton [1 %, max. Zelllyse]
a = p < (0,05) im Vergleich zu K3
b = p < (0,05) im Vergleich zur korrespondierenden TEGDMA-Konzentration
c = p < (0,05) im Vergleich zur CQ-Behandlung

Der LDH-Test (Abb. 23) reagierte am empfindlichsten und zeigte, dass die LDH-Aktivität über 72 h von Einzel und Kombinationsbehandlung stetig höher (10-20 %) lag, als die LDH-Aktivität über 24 h. Besonders hervorzuheben ist die starke LDH-Aktivität der Konzentration 1,0 mM TEGDMA/2,5 mM CQ (ca. 80 %) über 72 h. Die 24-stündige Inkubation zeigte eine LDH-Aktivität von ca. 25 % bei dieser Konzentration.

Zudem ist bei dieser Konzentration der Kombinationsbehandlung (1,0 mM TEGDMA/2,5 mM CQ) eine signifikante Zytotoxizitätssteigerung zu beobachten gewesen. Dieser Effekt wurde gegenüber der TEGDMA- und der CQ-Einzelbehandlung statistisch gesichert, war jedoch zur Triton-Kontrolle (K3) nicht signifikant.

Tab. 6 ED_{50}-Werte der Zytotoxizität von TEGDMA + 2,5 mM CQ über 72 h

Assays / ED-Werte	Anzahl	ED_{50} TEGDMA [mM]	ED_{50} TEGDMA + 2,5 mM CQ [mM]
PI-Assay (Gesamtz.)	n=4	1,2 ± 0,1	< 0,1 ± 1,6
PI-Assay (Vitalität)	n=4	1,0 ± 0,2	< 0,1 ± 0,1
Bradford-Test	n=4	3,2 ± 0,5	3,8 ± 0,9
SRB-Test	-	-	-
LDH-Test	n=4	1,5 ± 0,1	0,2 ± 0,6

Die ED_{50}-Werte der Kombinationsbehandlung wurden im Bereich von < 0,1 mM bis 3,8 mM ermittelt (Tab. 6). Der berechnete ED_{50}-Wert vom Bradford-Test in Höhe von

3,8 mM ± 0,9 mM wich stark von den übrigen Werten ab, da der Test sehr unempfindlich über die 72-stündige Inkubationszeit reagierte.

Zusammenfassend lässt sich sagen, dass eine Zytotoxizitätserhöhung über 72 h durch die Kombination von TEGDMA mit CQ bei einer Konzentration von 1,0 mM TEGDMA + 2,5 mM CQ nur durch den LDH-Test nachgewiesen werden konnte. Im Vergleich zur Triton-Kontrolle (K3) war dieser Effekt jedoch nicht signifikant. In den übrigen Testsystemen wies die Kombinationsbehandlung 1,0 mM TEGDMA/2,5 mM CQ im Vergleich zur Einzelbehandlung auf eine Steigerung der Zytotoxizität gegenüber der Einzelbehandlung hin. Dieser Effekt konnte jedoch statistisch nicht belegt werden.

3.3.2 Die Zytotoxizität von TEGDMA in Kombination mit Bis-GMA über 72 h

Die HGF wurden einzeln mit 0,01 mM Bis-GMA und verschiedenen Konzentrationen von TEGDMA (0,1-2,5 mM) sowie mit einer Kombination der beiden Substanzen über 72 h behandelt. Die Einzelbehandlung mit TEGDMA bewirkte in allen Testsystemen eine konzentrationsabhängige Senkung der Zellzahl und der Vitalität sowie eine konzentrationsabhängige LDH-Freisetzung. Die konzentrationsabhängige Wirkung der Kombinationsbehandlung wurde mit Hilfe des PI-Tests (Abb. 24) und des LDH-Tests (Abb. 26) nachgewiesen. Der Bradford-Test (Abb. 25) wies bei der Kombinationsbehandlung im niedrigen Konzentrationsbereich (0,1–0,5 mM) keine konzentrationsabhängige Wirkung nach.

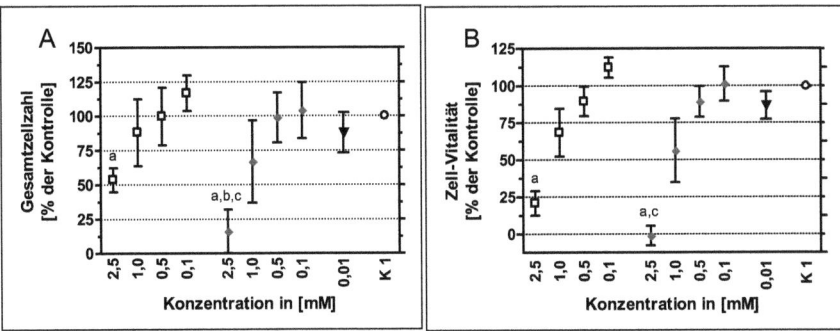

Abb. 24 A+B Zytotoxizität (A) und Vitalität (B) von TEGDMA und Bis-GMA nach 72 h im PI-Assay (n=4)

□ = TEGDMA
♦ = TEGDMA + 0,01 mM Bis-GMA
▼ = 0,01 mM Bis-GMA
○ = K1, Kontrolle DMEM mit DMSO [0,5 %, Lösungsmittelkontrolle]
a = p < (0,05) im Vergleich zu K1
b = p < (0,05) im Vergleich zur korrespondierenden TEGDMA-Konzentration
c = p < (0,05) im Vergleich zur Bis-GMA-Behandlung

Der PI-Assay (Abb. 24) wies insgesamt einen sehr hohen Standardfehler auf. Aufgrund dieser Tatsache konnte die geringste Konzentration der Kombinationsbehandlung, welche signifikant schädigte, nur schwer ermittelt werden und lag in einem großen Konzentrationsbereich von 0,1 mM bis 1,0 mM. Hervorzuheben ist, dass bei der Gesamtzellzahl-Bestimmung (Abb. 24 A) eine signifikante Zytotoxizitätserhöhung gegenüber der Einzelbehandlung bei der Kombination 2,5 mM TEGDMA/0,01 mM Bis-GMA zu beobachten war. Die Vitalitätsbestimmung (Abb. 24 B) zeigte bei der Konzentration 2,5 mM TEGDMA/0,01 mM Bis-GMA eine signifikante Zytotoxizitätserhöhung in Bezug zur Bis-GMA-Einzelbehandlung, jedoch keine Signifikanz zur korrespondierenden TEGDMA-Konzentration. Der Vergleich mit der Messung über 24 h zeigt, dass die Zytotoxizität lediglich bei der Kombinationsbehandlung über die Zeit zugenommen hat, bei der Einzelbehandlung wurden die Gesamtzellzahlen (PI-Assay) nach 72 h nur geringfügig höher bestimmt.

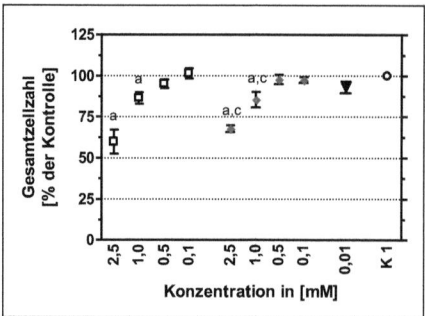

Abb. 25 Zytotoxizität von TEGDMA und Bis-GMA nach 72 h im Bradford-Test (n=4)
□= TEGDMA
♦= TEGDMA + 0,01 mM Bis-GMA
▼= 0,01 mM Bis-GMA
○= K1, Kontrolle DMEM mit DMSO [0,5 %, Lösungsmittelkontrolle]
a = p < (0,05) im Vergleich zu K1
b = p < (0,05) im Vergleich zur korrespondierenden TEGDMA-Konzentration
c = p < (0,05) im Vergleich zur Bis-GMA-Behandlung

Der Bradford-Test (Abb. 25) reagierte über die Inkubationszeit von 72 h relativ unempfindlich und es konnte bei der Kombinationsbehandlung keine Zytotoxizitätserhöhung im Vergleich zur Einzelbehandlung nachgewiesen werden. Das Ergebnis der 72 h Inkubation zeigte in Relation zur 24-stündigen Inkubation eine schwächere Zytotoxizität in Einzel- und Kombinationsbehandlung über die Zeit an. Die Dosis-Wirkungskurven beider Tests ähnelten sich sehr stark. Der Bradford-Test über 72 h wies besonders im Konzentrationsbereich von 2,5 mM bis 0,5 mM TEGDMA + 0,01 mM Bis-GMA eine um 15-20 % schwächere Toxizität gegenüber der 24-stündigen Inkubationszeit nach.

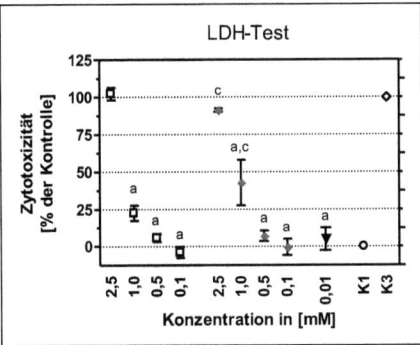

Abb. 26 Zytotoxizität von TEGDMA und Bis-GMA nach 72 h im LDH-Test (n=4)
□ = TEGDMA
♦ = TEGDMA + 0,01 mM Bis-GMA
▼ = 0,01 mM Bis-GMA
○ = K1, Kontrolle DMEM mit DMSO [0,5 %, Lösungsmittelkontrolle]
◊ = K3, Kontrolle DMEM mit Triton [1 %, max. Zelllyse]
a = $p < (0{,}05)$ im Vergleich zu K3
b = $p < (0{,}05)$ im Vergleich zur korrespondierenden TEGDMA-Konzentration
c = $p < (0{,}05)$ im Vergleich zur Bis-GMA-Behandlung

Am empfindlichsten reagierte der LDH-Test (Abb. 26). Bei der Kombinationsbehandlung 1,0 mM TEGDMA/0,01 mM Bis-GMA zeigte der LDH-Test eine erhöhte Zytotoxizität gegenüber der Bis-GMA-Einzelbehandlung. Allerdings konnte dieser Effekt in Bezug zur TEGDMA-Einzelbehandlung statistisch nicht gesichert werden. Die LDH-Aktivität wurde über 72 h im Vergleich zur 24 h Inkubationszeit um 10–15 % höher bestimmt.

Insgesamt konnte der PI-Assay bei der TEGDMA-Einzelbehandlung eine signifikante Schädigung erst bei 2,5 mM TEGDMA nachweisen. Mit Hilfe des Bradford- und des LDH-Tests wurde die geringste Konzentration, die signifikant schädigte, bei 1,0 mM TEGDMA bestimmt. Die geringste Konzentration der Kombinationsbehandlung, welche signifikant schädigte, wurde durch den PI-Assay bei 2,5 mM TEGDMA/0,01 mM Bis-GMA nachgewiesen. Der LDH- und der Bradford-Test wiesen die Konzentration 1,0 TEGDMA/0,01 mM Bis-GMA als signifikant schädigend nach.

Tab. 7 ED_{50}-Werte der Zytoxizität von TEGDMA + 0,01 mM Bis-GMA über 72 h

Assays / ED-Werte	Anzahl	ED_{50} TEGDMA [mM]	ED_{50} TEGDMA + 0,01 mM Bis-GMA [mM]
PI-Assay (Gesamtz.)	n=4	2,6 ± 0,5	1,7 ± 1,1
PI-Assay (Vitalität)	n=4	1,6 ± 0,4	1,2 ± 0,5
Bradford-Test	n=4	3,3 ± 1.0	3,8 ± 0,4
SRB-Test	-	-	-
LDH-Test	n=4	1,4 ± 0,1	1,4 ± 0,3

Die ED_{50}-Werte (Tab. 7) der Kombinationsbehandlung wurden im Bereich von 1,2 mM bis 3,8 mM ermittelt. Der ED_{50}-Wert, ermittelt durch den Bradford-Test (3,8 mM ± 0,4 mM), wich stark von den übrigen Werten ab. Somit reagierte der Bradford-Test in diesem Versuchsansatz über 72 h ähnlich unempfindlich wie bei der 72-stündigen Zytotoxizitätsbestimmung der Kombination TEGDMA/CQ (Kap. 3.3.1, Abb. 22).

Zusammenfassend konnte mit der 72-stündigen Zytotoxizitätsbestimmung der Kombinationsbehandlung mit TEGDMA/Bis-GMA eine signifikante Zytotoxizitätserhöhung gegenüber der Einzelbehandlung nur mit Hilfe des PI-Assays bei einer Konzentration von 2,5 mM TEGDMA + 0,01 mM Bis-GMA nachgewiesen werden. Die Vitalitätsmessung durch den PI-Assay und die Bestimmung der LDH-Freisetzung wiesen einen geringen zytotoxizitätssteigernden Effekt nach, welcher statistisch nicht belegt werden konnte.

3.4 Glutathion- und ROS-Bestimmung über 24 h

Die HGF wurden über 24 h mit verschiedenen Kombinationen von TEGDMA und CQ bzw. TEGDMA und Bis-GMA behandelt. Bei beiden Versuchsansätzen wurde der GSH-Gehalt nach 24 h mit dem Monobrombiman-Assay (MBBr-Assay) gemessen. Nur bei einem Versuchsansatz mit der Kombination TEGDMA und Bis-GMA wurde die Bildung von ROS mit dem DCFH-Assay nach 24 h Inkubationszeit in Abständen von 15 min über eine Gesamtmesszeit von 90 min (Kap. 3.5.1) bestimmt. Eine Quantifizierung der Zellzahl fand bei der Kombination von TEGDMA und CQ mit Hilfe des SRB-Tests und des Bradford-Tests statt. Bei der Kombination von TEGDMA und Bis-GMA wurde die Zellzahl durch den PI-Assay und den Bradford-Test bestimmt. Die gemessenen GSH- und ROS-Werte wurden zur Zellzahl korreliert. Die Dosis-Wirkungskurven wurden ermittelt und die ED_{50}-Werte mittels linearer Regression durch mehrere Messpunkte berechnet (MS Excel 2000).

3.4.1 Bestimmung der Zytotoxizität und des Glutathion-Gehalts nach Behandlung mit TEGDMA und CQ über 24 h

Die HGF wurden einzeln mit 2,5 mM CQ und verschiedenen Konzentrationen von TEGDMA (0,1-2,5 mM) sowie mit einer Kombination der beiden Substanzen über 24 h behandelt. Die konzentrationsabhängige Wirkung der Einzelbehandlung konnte mit Hilfe des SRB-Tests und des Bradford-Tests (Abb. 27) nachgewiesen werden.

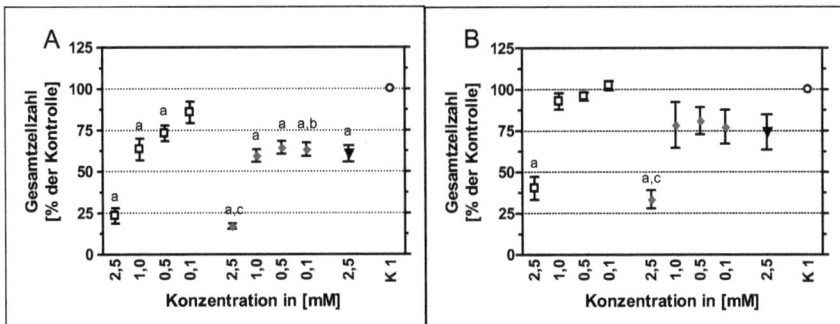

Abb. 27 Zytotoxizität von TEGDMA und CQ nach 24 h im SRB-Test (n=6) (A) und Bradford-Test (n=4) (B)
□ = TEGDMA
◆ = TEGDMA + 2,5 mM CQ
▼ = 2,5 mM CQ
○ = K1, Kontrolle DMEM mit DMSO [0,5 %, Lösungsmittelkontrolle]
a = p < (0,05) im Vergleich zu K1
b = p < (0,05) im Vergleich zur korrespondierenden TEGDMA-Konzentration
c = p < (0,05) im Vergleich zur CQ-Behandlung

Mit beiden Testsystemen (Abb. 27) konnte, bedingt durch die hohe Standardabweichung, bei der Kombinationsbehandlung in dem Konzentrationsbereich 0,1-1,0 mM TEGDMA + 2,5 mM CQ keine konzentrationsabhängige Wirkung gemessen werden.

Ein Vergleich der Ergebnisse von SRB-Test (Abb. 27 A) und Bradford-Test (Abb. 27 B) zeigt einen ähnlichen Kurvenverlauf. Die Werte des SRB-Tests waren im gesamten Konzentrationsbereich um ca. 15-20 % niedriger. Der Bradford-Test reagierte bei der höchsten TEGDMA-Einzelbehandlung und der CQ-Einzelbehandlung im Vergleich zu den Versuchen aus Kap. 3.2.1 (Abb. 16 B) um ca. 10-15 % empfindlicher. Im Vergleich zum SRB-Test reagierte der Bradford-Test jedoch insgesamt weniger empfindlich und wies gerade in der Kombinationsbehandlung höhere Standardfehler auf. Die Zellzahlbestimmung mit Hilfe des SRB-Tests wurde für die Korrelation der GSH-Ergebnisse gewählt, da der Standardfehler insgesamt geringer ausfiel.

In der Kombinationsbehandlung zeigten beide Assays in dem Konzentrationsbereich von 0,1 mM bis 1,0 mM TEGDMA/2,5 mM CQ keine Abstufung in der Senkung der Zellzahl. Bei der höchsten Konzentration der Kombinationsbehandlung wiesen beide Testsysteme eine signifikant starke Toxizität nach, welche allerdings im Vergleich zur TEGDMA-Einzelbehandlung nicht verstärkt wurde. Da beide Testsysteme keine deutliche konzentrationsabhängige Abstufung der Zellzahl in der Kombinationsbehandlung nachweisen konnten, war die geringste Konzentration, die signifikant schädigte, nicht ermittelbar und es konnte nur ein Konzentrationsbereich zwischen 1,0 mM und 2,5 mM bestimmt werden.

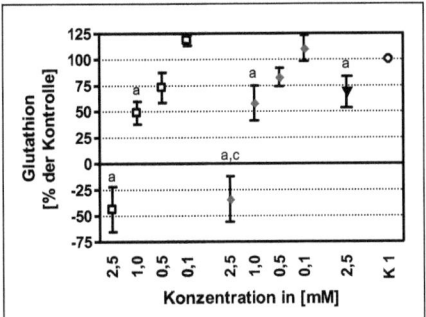

Abb. 28 Glutathion-Gehalt nach 24 h-Behandlung mit TEGDMA und CQ im MBBr-Assay (n=3)
□ = TEGDMA
♦ = TEGDMA + 2,5 mM CQ
▼ = 2,5 mM CQ
○ = K1, Kontrolle DMEM mit DMSO [0,5 %, Lösungsmittelkontrolle]
a = p < (0,05) im Vergleich zu K1
b = p < (0,05) im Vergleich zur korrespondierenden TEGDMA-Konzentration
c = p < (0,05) im Vergleich zur CQ-Behandlung

Die Bestimmung des intrazellularen GSH-Gehalts (Abb. 28) wies eine konzentrationsabhängige Wirkung von Einzel- und Kombinationsbehandlung nach. Der Test zeigte, dass die Einzel- und die Kombinations-Behandlung ähnlich wirkten, die Dosis-Wirkungskurven wiesen einen sehr ähnlichen Verlauf auf. Es konnte im Vergleich zur Einzelbehandlung keine verstärkte Senkung des GSH-Gehalts durch die Kombinationsbehandlung beobachtet werden. Die geringste Konzentration in Einzel- und Kombinationsbehandlung, die signifikant den GSH-Gehalt senken konnte, lag bei 1,0 mM TEGDMA bzw. 1,0 mM TEGDMA/2,5 mM CQ.

Tab. 8 ED_{50}-Werte GSH-Gehalt nach Behandlung mit TEGDMA und CQ über 24 h

Assays / ED-Werte	Anzahl	ED_{50} TEGDMA [mM]	ED_{50} TEGDMA +2,5 mM CQ [mM]
GSH-Gehalt mit SRB-Test korreliert	n=3	1,0 ± 0,3	1,1 ± 0,5
Bradford-Test	n=4	2,3 ± 0,4	1,8 ± 0,7
SRB-Test	n=6	1,5 ± 0,3	1,1 ± 0,2

Bei der Kombinationsbehandlung betrug der ED_{50}-Wert des GSH-Gehalts 1,1 mM ± 0,5 mM (Tab. 8). Im Vergleich zur Einzelbehandlung (1,0 mM ± 0,3 mM) war kein Unterschied nachweisbar. Die ED_{50}-Werte des SRB-Tests aus Kap. 3.2.1 (Tab. 4) in Einzel- und

Kombinationsbehandlung konnten reproduziert werden. Die ED_{50}-Werte des Bradford-Tests aus Kap. 3.2.1 (Tab. 4) lagen insgesamt niedriger und wurden nicht bestätigt. Insgesamt konnte weder in der Quantifizierung der Zellzahl noch in der Senkung des intrazellularen GSH-Gehalts ein synergistischer Effekt durch die Kombinationsbehandlung mit TEGDMA und CQ bei HGF über 24 h Inkubationszeit nachgewiesen werden.

3.4.2 Glutathion-Gehalt und ROS-Bildung nach Behandlung mit TEGDMA und Bis-GMA über 24 h

Die HGF wurden einzeln mit 0,01 mM Bis-GMA und verschiedenen Konzentrationen von TEGDMA (0,1-2,5 mM) sowie mit einer Kombination der beiden Substanzen über 24 h behandelt. Die Bestimmung der Gesamtzellzahl durch den PI-Assay (Abb. 29 A) zeigte in der höchsten Konzentration der Einzelbehandlung einen hohen Standardfehler. Eine konzentrationsabhängige Wirkung der Einzelbehandlung konnte mit Hilfe des PI-Assays lediglich bei der Messung der Vitalität (Abb. 29 B) nachgewiesen werden.

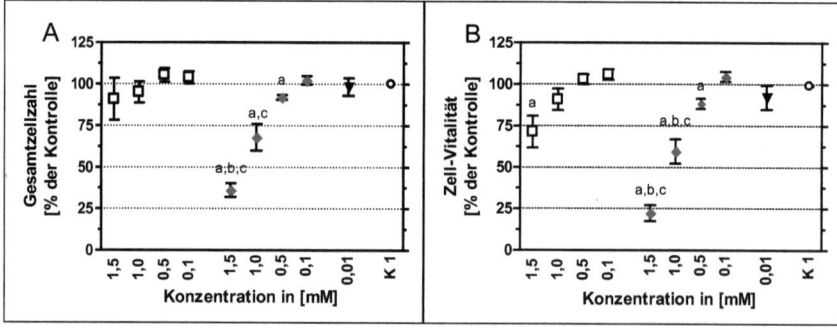

Abb. 29 Zytotoxizität (A) und Vitalität (B) von TEGDMA und Bis-GMA nach 24 h im PI-Assay (n=7)
□ = TEGDMA
♦ = TEGDMA + 0,01 mM Bis-GMA
▼ = 0,01 mM Bis-GMA
○ = K1, Kontrolle DMEM mit DMSO [0,5 %, Lösungsmittelkontrolle]
a = p < (0,05) im Vergleich zu K1
b = p < (0,05) im Vergleich zur korrespondierenden TEGDMA-Konzentration
c = p < (0,05) im Vergleich zur Bis-GMA-Behandlung

Die Kombinationsbehandlung zeigte bei der Gesamtzell- und der Vitalitätsbestimmung durch den PI-Assay ähnliche Dosis-Wirkungskurven von TEGDMA und Bis-GMA und es wurde eine konzentrationsabhängige Wirkung nachgewiesen. Eine signifikante Zytotoxizitätserhöhung im Vergleich zur Einzelbehandlung konnte in dem Konzentrationsbereich 1,0-1,5 mM TEGDMA + 0,01 mM Bis-GMA beobachtet werden.

Der PI-Assay zeigte im Vergleich zum SRB-Test (Abb. 30) einen höheren Standardfehler und reagierte im Vergleich zu der 24-stündigen Inkubation von TEGDMA und Bis-GMA in Kombination aus Kap. 3.2.2 (Abb. 18) bei den höchsten Konzentrationen der Einzelbehandlung (1,0-1,5 mM TEGDMA) unempfindlicher.

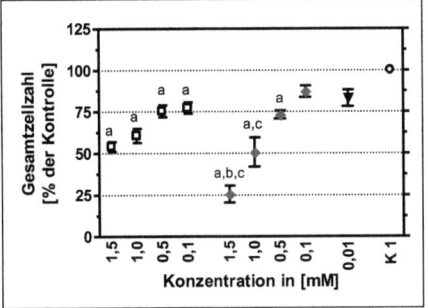

Abb. 30 Zytotoxizität von TEGDMA und Bis-GMA nach 24 im SRB-Test (n=4)
☐= TEGDMA
♦= TEGDMA + 0,01 mM Bis-GMA
▼= 0,01 mM Bis-GMA
○= K1, Kontrolle DMEM mit DMSO [0,5 %, Lösungsmittelkontrolle]
a = $p < (0,05)$ im Vergleich zu K1
b = $p < (0,05)$ im Vergleich zur korrespondierenden TEGDMA-Konzentration
c = $p < (0,05)$ im Vergleich zur Bis-GMA-Behandlung

Der SRB-Test (Abb. 30) reagierte insgesamt empfindlicher und wies bei einem geringeren Standardfehler eine deutlich konzentrationsabhängige Gesamtzellzahl in Einzel- und Kombinationsbehandlung nach. Zudem konnten sehr ähnliche Ergebnisse wie in den Versuchen aus Kap. 3.2.2 (Abb. 19 A) reproduziert werden. Bei der Kombinationsbehandlung konnte bei der Konzentration von 1,5 mM TEGDMA + 0,01 mM Bis-GMA eine signifikante Zytotoxizitätserhöhung im Vergleich zur Einzelbehandlung beobachtet werden. Dies bestätigt Ergebnisse aus Kap. 3.2.2. Die geringste Konzentration der Kombinationsbehandlung, die signifikant schädigte, wurde in beiden Testsystemen bei einer Konzentration von 0,5 mM TEGDMA/0,01 mM Bis-GMA bestimmt. Die geringste Konzentration der Einzelbehandlung, die signifikant schädigte, wurde mit Hilfe des SRB-Tests bei 0,1 mM TEGDMA nachgewiesen. Mit Hilfe des PI-Assays war die geringste Konzentration, die signifikant schädigte, bedingt durch den hohen Standardfehler nicht korrekt zu ermitteln.

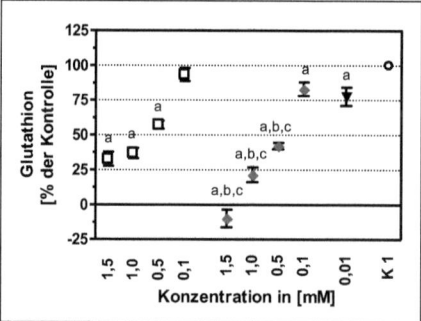

Abb. 31 Glutathion-Gehalt nach 24 h-Behandlung mit TEGDMA und Bis-GMA im MBBr-Assay (n=7)
□ = TEGDMA
♦ = TEGDMA + 0,01 mM Bis-GMA
▼ = 0,01 mM Bis-GMA
○ = K1, Kontrolle DMEM mit DMSO [0,5 %, Lösungsmittelkontrolle]
a = p < (0,05) im Vergleich zu K1
b = p < (0,05) im Vergleich zur korrespondierenden TEGDMA-Konzentration
c = p < (0,05) im Vergleich zur Bis-GMA-Behandlung

Der GSH-Gehalt (Abb. 31) wurde mit Hilfe der Ergebnisse des PI-Assays zur Zellzahl korreliert und zeigte in der Einzelbehandlung eine deutlich konzentrationsabhängige Wirkung bei einem geringen Standardfehler. Mit Hilfe des MBBr-Assays konnte bei der Kombinationsbehandlung im Bereich der drei höchsten Konzentrationen von 1,5 mM, 1,0 mM, 0,5 mM TEGDMA + 0,01 mM Bis-GMA eine signifikant synergistische Senkung des GSH-Gehalts im Vergleich zur Einzelbehandlung nachgewiesen werden.

Tab. 9 ED_{50}-Werte GSH-Gehalt nach Behandlung mit TEGDMA und Bis-GMA über 24 h

Assays / ED-Werte	Anzahl	ED_{50} TEGDMA [mM]	ED_{50} TEGDMA +0,01 mM Bis-GMA [mM]
GSH-Gehalt mit PI-Assay korreliert	n=7	0,9 ± 0,2	0,4 ± 0,2
PI-Assay (Gesamtz.)	n=7	2,2 ± 0,4	1,3 ± 0,3
PI-Assay (Vitalität)	n=7	2,0 ± 0,6	1,1 ± 0,2
SRB-Test	n=4	1,7 ± 0,4	1,0 ± 0,2

Der ermittelte ED_{50}-Wert (Tab. 9) des intrazellularen GSH-Gehalts der Kombinationsbehandlung mit TEGDMA und Bis-GMA betrug 0,4 mM ± 0,2 mM. Der ED_{50}-Wert der Einzelbehandlung betrug (0,9 mM ± 0,2 mM). Die ED_{50}-Werte des SRB-Tests aus Kap. 3.2.2 (Tab. 5) in Einzel- und Kombinationsbehandlung konnten reproduziert werden. Die ED_{50}-Werte des PI-Assays aus Kap. 3.2.2 (Tab. 5) lagen insgesamt niedriger.

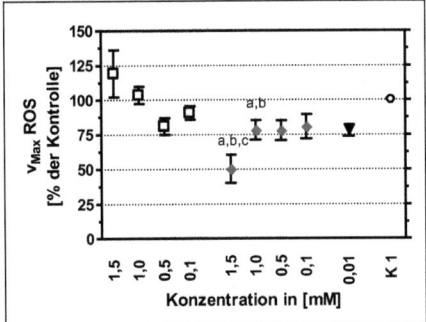

Abb. 32 ROS-Bildung nach 24 h-Behandlung mit TEGDMA und Bis-GMA im DCFH-Assay (n=3)
□ = TEGDMA
♦ = TEGDMA + 0,01 mM Bis-GMA
▼ = 0,01 mM Bis-GMA
○ = K1, Kontrolle DMEM mit DMSO [0,5 %, Lösungsmittelkontrolle]
a = $p < (0,05)$ im Vergleich zu K1
b = $p < (0,05)$ im Vergleich zur korrespondierenden TEGDMA-Konzentration
c = $p < (0,05)$ im Vergleich zur Bis-GMA-Behandlung

Die intrazellulare ROS-Bildung (Abb. 32) korreliert mit der Zellzahl des PI-Assays (Abb. 29) wies insgesamt einen mäßigen Standardfehler auf. Es wurde nur eine schwache konzentrationsabhängige Wirkung in der Einzel- und Kombinationsbehandlung nachgewiesen. Bei der Einzelbehandlung konnte keine Konzentration ermittelt werden, die signifikant die ROS-Bildung beeinflusste. Bei der höchsten Konzentration der Kombinationsbehandlung (1,5 mM TEGDMA/0,01 mM Bis-GMA) wies der Test einen im Vergleich zur Einzelbehandlung signifikanten Effekt nach. Bei dieser Konzentration ist die ROS-Bildung durch die Kombination beider Agenzien stark gesenkt worden.

Insgesamt ist durch die 24-stündige Behandlung der HGF mit TEGDMA und Bis-GMA bei einer Konzentration von 1,5 mM TEGDMA/0,01 mM Bis-GMA in Kombination ein im Vergleich zur Einzelbehandlung signifikanter Effekt in der ROS-Bildung nachgewiesen worden. Die Bestimmung der GSH-Konzentration wies einen signifikant synergistischen Effekt bei der GSH-Senkung im Konzentrationsbereich 0,5-1,5 mM TEGDMA/0,01 mM Bis-GMA in Kombination auf.

3.5 Glutathion- und ROS-Bestimmung über 90 min

Die Messung der ROS-Bildung und die Bestimmung des GSH-Gehalts über 90 min fanden nur mit der Kombination TEGDMA und CQ statt.

Im ersten **Versuchsansatz A** (Kap. 3.5.1) wurden die HGF nach 48 h Anheftungszeit (AHZ) zunächst mit dem Fluoreszenz-Farbstoff DCFH-DA angefärbt und über 90 min mit TEGDMA (0,1–2,5 mM) und CQ (2,5 mM) einzeln und mit der Kombination beider Substanzen behandelt und nachfolgend inkubiert. Die DCF-Fluoreszenz (ROS-Bildung) wurde alle 15 min gemessen. Nach 90 min Inkubationszeit wurde der GSH-Gehalt der HGF mit Hilfe des MBBr-Assays bestimmt. Die anschließende Quantifizierung der Zellzahl fand mit Hilfe des Bradford-Tests und dem PI-Assay statt.

Beim zweiten **Versuchsansatz B** (Kap. 3.5.2) wurden die Zellen nach 48 h AHZ zuerst mit dem Fluoreszenz-Farbstoff DCFH-DA angefärbt. Im Anschluss daran erfolgten zwei Behandlungsschritte, die darauf abzielten, zunächst TEGDMA, welches GSH bindet, in die Zellen einzuschleusen:

1. Behandlungsschritt:

Die 96-*well*-Platte wurde in zwei Teile geteilt. In den linken Teil wurde in die zweite bis fünfte Spalte (4 Spalten á 6 *wells*) TEGDMA mit der Konzentrationsreihung 0,1–2,5 mM inkubiert. In den rechten Teil wurde in die sechste bis neunte Spalte (4 Spalten á 6 *wells*) abermals TEGDMA mit der Konzentrationsreihung 0,1-2,5 mM inkubiert. Die zehnte und elfte Spalte (2 Spalten á 6 *wells*) wurden mit Kontrollmedium (DMEM mit DMSO 0,5 %) behandelt. Insgesamt wurden die HGF für eine Dauer von 90 min inkubiert.

2. Behandlungsschritt:

Anschließend wurde das Behandlungsmedium vorsichtig entfernt. Die Spalten zwei bis fünf der zuvor mit TEGDMA behandelten HGF wurden mit Kontrollmedium (DMEM mit DMSO 0,5 %) behandelt (nachfolgend TEGDMA-Einzelbehandlung genannt). Die Spalten sechs bis neun der zuvor mit TEGDMA behandelten HGF wurden mit 2,5 mM CQ behandelt (nachfolgend TEGDMA+CQ-Kombinationsbehandlung genannt). Die zehnte Spalte der zuvor mit Kontrollmedium (DMEM mit DMSO 0,5 %) behandelten HGF wurde mit 2,5 mM CQ behandelt (nachfolgend CQ-Einzelbehandlung genannt). Die elfte Spalte wurde erneut mit Kontrollmedium (DMEM mit DMSO 0,5 %) behandelt und galt als Kontrolle (K1). Anschließend wurde die gesamte Platte über weitere 90 min inkubiert. Alle 15 min wurde die DCF-Fluoreszenz (ROS-Bildung) gemessen.

Nach der Gesamtbehandlungszeit von 180 min (90 min TEGDMA-Behandlung und 90 min CQ-Behandlung) wurde der GSH-Gehalt (MBBr-Assay) bestimmt und es fand eine Quantifizierung der Zellzahl mit dem Bradford-Test und dem PI-Assay statt.

3.5.1 Intrazellularer Glutathion-Gehalt und ROS-Bildung nach Behandlung mit TEGDMA und CQ in Kombination über 90 min (Versuchsansatz A)

Nach 48 h AHZ wurden die HGF einzeln mit 2,5 mM CQ und verschiedenen Konzentrationen von TEGDMA (0,1-2,5 mM) sowie mit einer Kombination der beiden Substanzen über 90 min behandelt. Die Zellzahlquantifizierung durch den PI-Assay (Abb. 33 A) und mit dem Bradford-Test (Abb. 33 B) zeigte keine konzentrationsabhängige Veränderung der Zellzahl über den Zeitraum von 90 min.

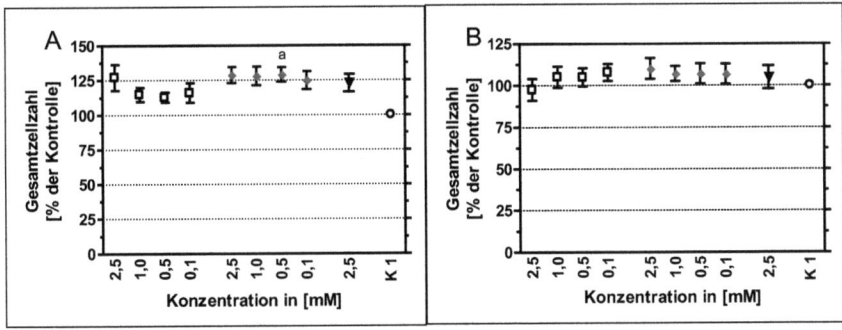

Abb. 33 Zytotoxizität von TEGDMA und CQ nach 90 min im PI-Assay (n=6) (A) und Bradford-Test (n=6) (B)
□ = TEGDMA
♦ = TEGDMA + 2,5 mM CQ
▼ = 2,5 mM CQ
○ = K1, Kontrolle DMEM mit DMSO [0,5 %, Lösungsmittelkontrolle]
a = $p < (0,05)$ im Vergleich zu K1
b = $p < (0,05)$ im Vergleich zur korrespondierenden TEGDMA-Konzentration
c = $p < (0,05)$ im Vergleich zur CQ-Behandlung

Der PI-Assay (A) wies um ca.10-20 % höhere Zellzahlen als der Bradford-Test (B) nach. Der Standardfehler beider Testsysteme war in etwa ähnlich gering.

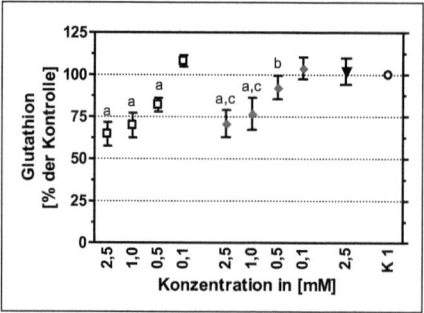

Abb. 34 Glutathion-Gehalt nach 90 min-Behandlung mit TEGDMA und CQ im MBBr-Assay (n=6)
☐ = TEGDMA
♦ = TEGDMA + 2,5 mM CQ
▼ = 2,5 mM CQ
○ = K1, Kontrolle DMEM mit DMSO [0,5 %, Lösungsmittelkontrolle]
a = p < (0,05) im Vergleich zu K1
b = p < (0,05) im Vergleich zur korrespondierenden TEGDMA-Konzentration
c = p < (0,05) im Vergleich zur CQ-Behandlung

Die GSH-Bestimmung (Abb. 34) zeigte insgesamt einen Standardfehler von ca. 10-15 % und bei der TEGDMA-Einzelbehandlung konnte eine konzentrationsabhängige Wirkung nachgewiesen werden. Die Dosis-Wirkungskurve der Kombinationsbehandlung zeigte im Vergleich zur Einzelbehandlung einen sehr ähnlichen Kurvenverlauf und eine konzentrationsabhängige Wirkung konnte ebenfalls nachgewiesen werden. Synergistische Effekte waren im Vergleich zur Einzelbehandlung nicht zu beobachten. Im Vergleich zur 24-stündigen Behandlung (Kap. 3.4.1; Abb. 31) zeigten die Ergebnisse der 90 min-Behandlung mit den drei niedrigsten Konzentrationen eine um ca. 10-20 % geringere GSH-Senkung. Herausragende Unterschiede zwischen 90 min- und 24 h-Behandlung waren bei der höchsten Konzentration der Einzel- und der Kombinationsbehandlung zu beobachten, bei diesen Konzentrationen konnte über 24 h eine um ca. 100 % höhere GSH-Senkung nachgewiesen werden.

Der ED_{50}-Wert der Einzel- und der Kombinationsbehandlung wurde in Höhe von > 2,5 mM ermittelt. Mit dem eingesetzten Konzentrationsbereich konnte zu keiner Zeit eine 50 %-ige GSH-Senkung erzielt werden. Im Vergleich zur 24 h-Behandlung aus Kap. 3.4.1 (ED_{50} 1,1 mM ± 0,5 mM) ist die GSH-Senkung über 90 min deutlich geringer. Die ED_{10} wurde im Bereich von 0,7 mM ± 0,1 mM errechnet.

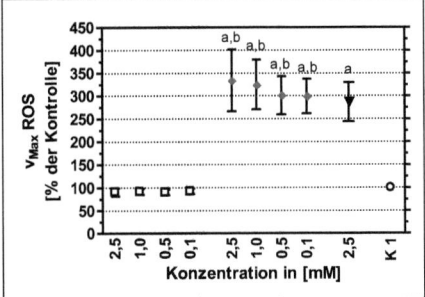

Abb. 35 ROS-Bildung nach 90 min-Behandlung mit TEGDMA und CQ im DCFH-Assay (n=6)
□ = TEGDMA
♦ = TEGDMA + 2,5 mM CQ
▼ = 2,5 mM CQ
○ = K1, Kontrolle DMEM mit DMSO [0,5 %, Lösungsmittelkontrolle]
a = p < (0,05) im Vergleich zu K1
b = p < (0,05) im Vergleich zur korrespondierenden TEGDMA-Konzentration
c = p < (0,05) im Vergleich zur CQ-Behandlung

Die ROS-Bildung (Abb. 35) der HGF wurde durch die TEGDMA-Einzelbehandlung im Vergleich zur Lösungsmittelkontrolle nicht verändert, es konnte keine konzentrationsabhängige Wirkung nachgewiesen werden.

Bei der Kombinationsbehandlung zeigte die ROS-Bildung einen sehr hohen Standardfehler. Ähnlich wie bei der Einzelbehandlung ist keine signifikante, konzentrationsabhängige Wirkung festzustellen. Im Vergleich zu dem Ergebnis des Versuchsansatzes B (Kap. 3.5.2) ist die ROS-Bildung in diesem Fall ungefähr doppelt so hoch.

Insgesamt induzierte die Behandlung der HGF mit der Kombination TEGDMA und CQ über 90 min im Vergleich zur Einzelbehandlung weder synergistische Effekte bei der Senkung der GSH-Konzentration noch bei der Bildung von ROS.

3.5.2 Intrazellularer Glutathion-Gehalt und ROS-Bildung nach Behandlung mit TEGDMA und CQ in Kombination über 180 min (Versuchsansatz B)

Nach 48 h AHZ wurden die HGF, wie unter Kap. 3.5 ausführlich beschrieben, im 1. Behandlungsschritt mit TEGDMA (0,1-2,5 mM) behandelt und 90 min inkubiert. Im 2. Behandlungsschritt wurden die HGF mit 2,5 mM CQ einzeln behandelt und weitere 90 min inkubiert. Die Zellzahlbestimmung nach 180 min Inkubationzeit fand durch den PI-Assay (Abb. 36 A) und den Bradford-Test (Abb. 36 B) statt und ergab über den Zeitraum von 180 min keine konzentrationsabhängige Veränderung der Zellzahl. Der PI-Assay (Abb. 36 A) zeigte einen gering höheren Standardfehler.

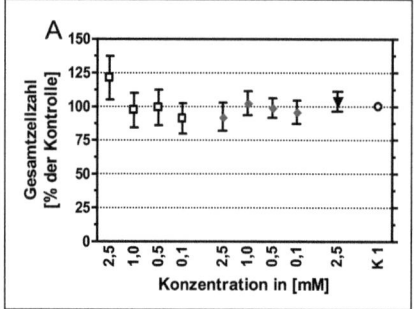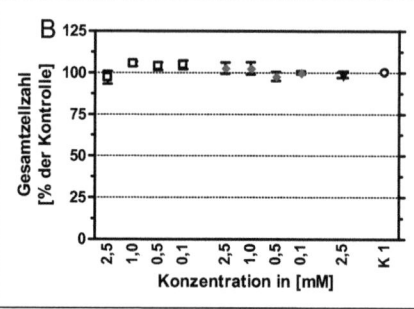

Abb. 36 Zytotoxizität von TEGDMA und CQ nach 180 min im PI-Assay (n=4) (A) und Bradford-Test (n=4) (B)
□= TEGDMA
♦= TEGDMA + 2,5 mM CQ
▼= 2,5 mM CQ
○= K1, Kontrolle DMEM mit DMSO [0,5 %, Lösungsmittelkontrolle]
a = p < (0,05) im Vergleich zu K1
b = p < (0,05) im Vergleich zur korrespondierenden TEGDMA-Konzentration
c = p < (0,05) im Vergleich zur CQ-Behandlung

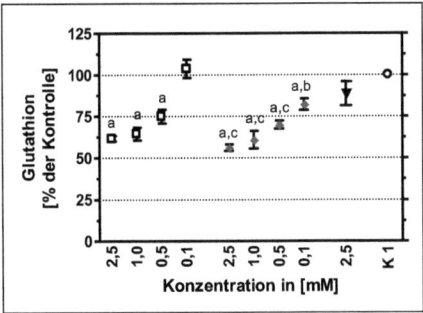

Abb. 37 Glutathion-Gehalt nach Behandlung mit TEGDMA und CQ im MBBr-Assay (n=4)
Behandlungszeit (BHZ): 90 min TEGDMA und anschließend 90 min CQ
☐ = TEGDMA
♦ = TEGDMA + 2,5 mM CQ
▼ = 2,5 mM CQ
○ = K1, Kontrolle DMEM mit DMSO [0,5 %, Lösungsmittelkontrolle]
a = p < (0,05) im Vergleich zu K1
b = p < (0,05) im Vergleich zur korrespondierenden TEGDMA-Konzentration
c = p < (0,05) im Vergleich zur CQ-Behandlung

Das Ergebnis der GSH-Bestimmung (Abb. 37) zeigte bei der 90minütigen TEGDMA-Einzelbehandlung eine deutlich konzentrationsabhängige Wirkung. Die Kombinationsbehandlung bewirkte im Vergleich zur Einzelbehandlung eine sehr ähnliche Dosis-Wirkungskurve von TEGDMA und CQ; ein signifikanter Synergismus in der Senkung der GSH-Konzentration konnte nicht nachgewiesen werden.

Ein Vergleich der GSH-Wirkungskurve beider Versuchsansätze (Abb. 34 und Abb. 37) zeigt, dass beide einen sehr ähnlichen Kurvenverlauf aufweisen, so dass die Art der Behandlungsweise bei der GSH-Bestimmung keinen signifikanten Unterschied ergibt. In Versuchsansatz B (Abb. 37) konnte bei geringerer Standardabweichung eine deutlichere Konzentrationsabhängigkeit nachgewiesen werden. Der ED_{50}-Wert der TEGDMA-Einzelbehandlung beträgt $ED_{50} > 2,5$ mM und liegt außerhalb des untersuchten Konzentrationsbereichs. Der ED_{50}-Wert der TEGDMA-Einzelbehandlung (0,1-2,5 mM) mit anschließender CQ-Behandlung (2,5 mM) beträgt $ED_{50} > 2,5$ mM und liegt ebenfalls außerhalb des untersuchten Konzentrationsbereichs. Mit dem eingesetzten Konzentrationsbereich konnte zu keiner Zeit eine 50-prozentige GSH-Senkung erzielt werden. Die ED_{10} der Kombinationsbehandlung beträgt $< 0,1$ mM und liegt ebenso außerhalb des untersuchten Konzentrationsbereichs.

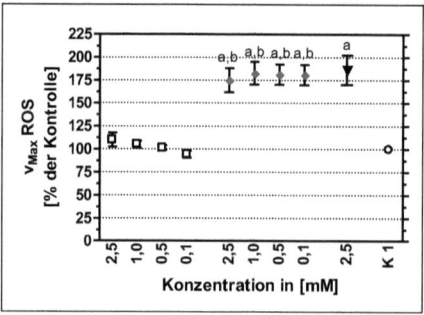

Abb. 38 ROS-Bildung nach Behandlung mit TEGDMA und CQ im DCFH-Assay (n=4)
BHZ: 90 min TEGDMA und anschließend 90 min CQ
□= TEGDMA
♦= TEGDMA + 2,5 mM CQ
▼= 2,5 mM CQ
○= K1, Kontrolle DMEM mit DMSO [0,5 %, Lösungsmittelkontrolle]
a = p < (0,05) im Vergleich zu K1
b = p < (0,05) im Vergleich zur korrespondierenden TEGDMA-Konzentration
c = p < (0,05) im Vergleich zur CQ-Behandlung

Die ROS Bildung (Abb. 38) der HGF zeigte bei der TEGDMA-Einzelbehandlung keine konzentrationsabhängige Wirkung. Ebenso wird bei der 90-minütigen Behandlung mit TEGMA (0,1–2,5 mM) mit anschließender 90-minütiger CQ-Behandlung keine konzentrationsabhängige Wirkung nachgewiesen. Ein synergistischer Effekt ist nicht nachweisbar, die Ergebnisse der TEGDMA+CQ-Kombinationsbehandlung entsprechen in etwa denen der einzelnen 90-minütigen CQ-Behandlung.

Der direkte Vergleich beider Versuchsansätze miteinander zeigt, dass Versuchsansatz B (Kap. 3.5.2, Abb. 38) eine um ca. 50 % geringere Bildung von ROS induzierte, als Versuchsansatz A (Kap. 3.5.1, Abb. 35).

Auch zeigte die Bestimmung des Glutahion-Gehalts bei Versuchsansatz B eine um ca. 10-15 % höhere Senkung der GSH-Konzentration im Vergleich zu Versuchsansatz A. Synergistische Effekte in der Senkung der GSH-Konzentration und in der Bildung von ROS konnten in beiden Versuchsansätzen nicht nachgewiesen werden.

3.6 Mikroskopische Auswertung der Zytotoxizität

Die zytotoxischen Effekte konnten mit Veränderung der Zelldichte, Zellzahl und Zellmorphologie mikroskopisch dargestellt werden. Im Folgenden sollen die morphologischen Veränderungen exemplarisch gezeigt und die Effekte beschrieben werden.

3.6.1 DMSO

Die Inkubation mit DMSO über 24 h zeigte keine Zeichen einer zytotoxischen Wirkung. Man konnte eine gut profilierende Zellkultur erkennen. Die Morphologie der HGF war unverändert. Es lag ein dichter und homogener Zellrasen vor.

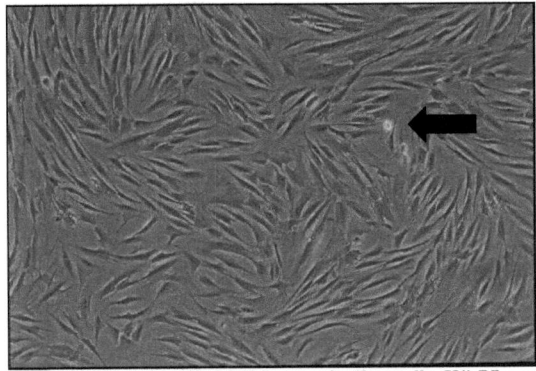

Abb. 39 HGF in 0,5 % DMSO (Lösungsmittelkontrolle: K1) P7
AHZ: 24 h; BHZ: 24 h; 100-fache Vergrößerung, Wachstumsrate: 100 %
Schwarzer Pfeil: abgekugelt nicht adhärente Zelle

3.6.2 Triton

Die Inkubation mit Triton über 24 h zeigte eine maximale Zelllyse der HGF. Es konnte ein spärlicher Zelltrümmerrasen mit devitalen Zellen beobachtet werden. Sämtliche Zellen wurden lysiert, dies entspricht einer Wachstumsrate von 0 %.

Abb. 40 HGF nach Inkubation mit 1 % Triton (maximale Zelllyse, Kontrolle: K3) P9
AHZ: 24 h; BHZ: 24 h; 100-fache Vergrößerung, Wachstumsrate: 0 %

3.6.3 TEGDMA

Die Behandlung mit 2,5 mM TEGDMA induzierte eine signifikante Zellzahlsenkung der HGF um ca. 50 % (Kap. 3.1). Im mikroskopischen Bild waren inhomogene Zellformationen, lysierte und abgekugelte Zellen zu erkennen.

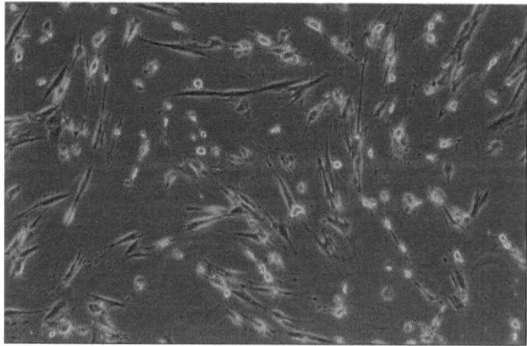

Abb. 41 HGF nach Inkubation mit TEGDMA (2,5 mM) P9
AHZ: 24 h; BHZ: 24 h; 100-fache Vergrößerung, Wachstumsrate: ca. 50 %

3.6.4 Bis-GMA

Nach Inkubation mit 0,01 mM Bis-GMA konnte ein nahezu unbeeinträchtigtes Zellwachstum beobachtet werden. Einige wenige Zellen wiesen Veränderungen der Zellfortsätze auf, die Zellzahl wurde auf ca. 90 % gesenkt (Kap. 3.1.2). Mitosen konnten beobachtet werden.

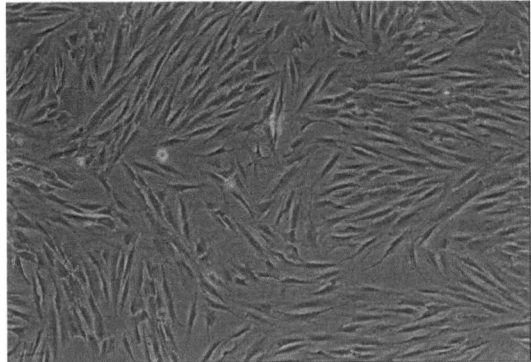

Abb. 42 HGF nach Inkubation mit Bis-GMA (0,01 mM) P7
AHZ: 24 h; BHZ: 24 h; 100-fache Vergrößerung, Wachstumsrate: ca. 90 %

3.6.5 CQ

Der Ansatz mit 2,5 mM CQ bewirkte eine Zellzahlsenkung um ca. 30 % (Kap.3.1.3). Die Homogenität des Zellrasens wurde aufgelöst, es konnten vereinzelt Mitosen beobachtet werden. Teilweise wurde die physiologische Morphologie der HGF aufgelöst und es konnten kugelige und stark aufgeblähte Zellen beobachtet werden.

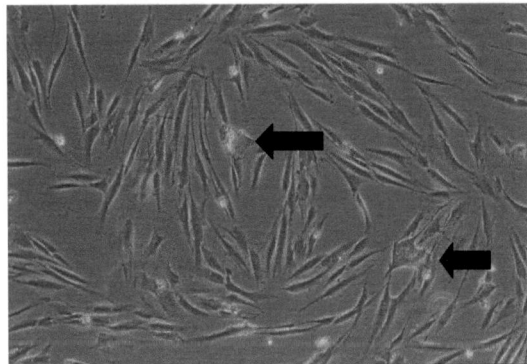

Abb. 43 HGF nach Inkubation mit CQ (2,5 mM) P9
AHZ: 24 h; BHZ: 24 h; 100-fache Vergrößerung, Wachstumsrate: ca. 70 %
Schwarze Pfeile: stark aufgeblähte Zellen

3.6.6 TEGDMA und CQ in Kombination

Im mikroskopischen Bild konnte bei dem Ansatz von 1 mM TEGDMA und 2,5 mM CQ in Kombination ein inhomogener Zellrasen mit noch vitalen adhärenten Zellen und mobilen kugeligen Zellen beobachtet werden. Zum Teil hatten sich abgelöste Zellen mit adhärenten zu Zellkonglomeraten (weiße gestrichelte Linie) zusammengeschlossen. Der zytotoxische Reiz führte zu Veränderung der Zellfortsätze. Der Vergleich mit der 2,5 mM TEGDMA-Einzelbehandlung (Abb. 41) zeigt bei der Kombinationsbehandlung eine geringere Zellschädigung. Atypische Zellaufblähungen, welche bei der CQ-Einzelbehandlung (Abb. 43) zu erkennen waren, konnten hier ebenso beobachtet werden.

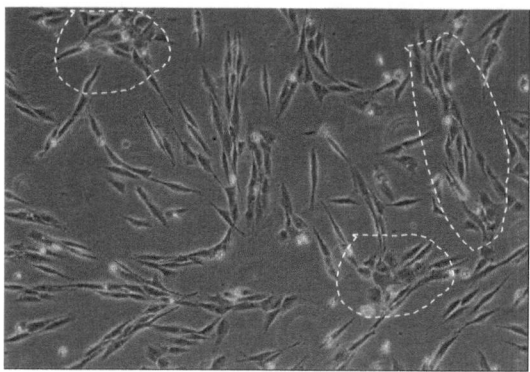

Abb. 44 HGF nach Inkubation mit 1 mM TEGDMA/2,5 mM CQ in Kombination P7
AHZ: 24 h; BHZ: 24 h; 100-fache Vergrößerung, Wachstumsrate: ca. 75 %
Gestrichelte Linie: Zellkonglomerate

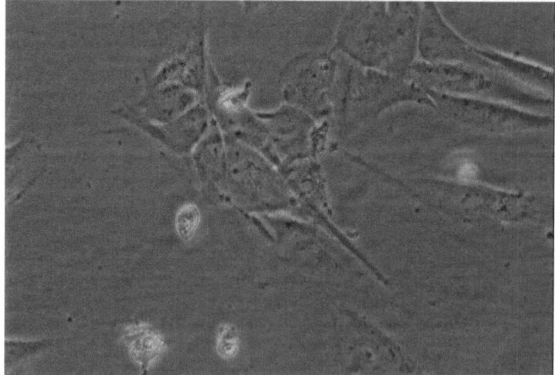

Abb. 45 HGF nach Inkubation mit 1 mM TEGDMA/2,5 mM CQ in Kombination P7
AHZ: 24 h; BHZ: 24 h; 400-fache Vergrößerung, Wachstumsrate: ca. 75 %

Der Ansatz mit 2,5 mM TEGDMA und 2,5 mM CQ in Kombination induzierte bei den HGF eine Reduktion der Zellzahl auf ca. 25-30 % (Kap. 3.2.1). Das mikroskopische Bild zeigte die typische Zellreaktion auf einen stark toxischen Reiz mit überwiegend abgekugelten und devitalen Zellen. Wenige noch adhärente Zellen zeigten eine atypische Morphologie mit Verkürzung der Zellfortsätze. Es konnten Zellkonglomerate mit Zelldetritus (graue Pfeile) beobachtet werden. Im Vergleich dazu zeigt die TEGDMA-Einzelbehandlung (Abb. 41) eine sehr viel größere Anzahl von Zellen, die eine atypische Morphologie aufweisen. Vergleicht man das mikroskopische Bild der CQ-Einzelbehandlung (Abb. 43) mit diesem Ansatz, so fällt der sehr spärliche Zellrasen mit abgekugelten und devitalen Zellen auf. Aufgeblähte Zellen waren nicht zu beobachten.

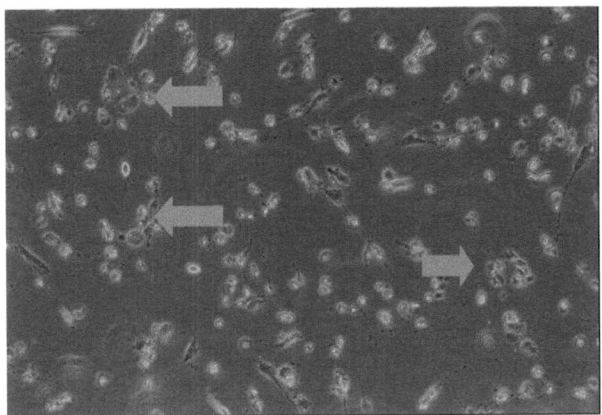

Abb. 46 HGF nach Inkubation mit 2,5 mM TEGDMA/2,5 mM CQ in Kombination P9
AHZ: 24 h; BHZ 24 h; 100-fache Vergrößerung, Wachstumsrate: ca. 20 %
Graue Pfeile: Konglomerate mit Zelldetritus

3.6.7 TEGDMA und Bis-GMA in Kombination

Bei der Inkubation mit 2,5 mM TEGDMA und 0,01 mM Bis-GMA in Kombination sind ca. 75 % der Zellen geschädigt worden (Kap. 3.2.2). Im mikroskopischen Bild konnte ein spärlicher Zellrasen mit vorwiegend abgekugelten und devitalen Zellen beobachtet werden. Nur sehr wenige Zellen zeigten noch eine physiologische Morphologie. Im Vergleich zur TEGDMA-Einzelbehandlung (Abb. 41) befindet sich eine viel größere Anzahl von Zellen in der Zytolyse. Atypische morphologische Veränderungen, die bei der Bis-GMA-Einzelbehandlung (Abb. 42) nicht beobachtet werden konnten, sind hier in großer Zahl zu erkennen.

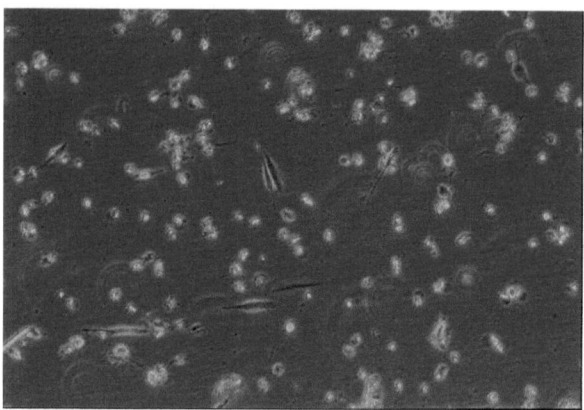

Abb. 47 HGF nach Inkubation mit 2,5 mM TEGDMA/0,01 mM Bis-GMA in Kombination P7
AHZ: 24 h; BHZ: 24 h; 100-fache Vergrößerung, Wachstumsrate: ca. 25 %

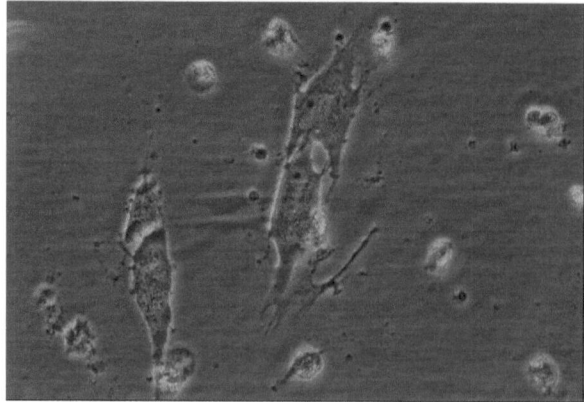

Abb. 48 HGF nach Inkubation mit 2,5 mM TEGDMA/0,01 mM Bis-GMA in Kombination P7
AHZ: 24 h; BHZ: 24 h; 400-fache Vergrößerung, Wachstumsrate: ca. 25 %

4 Diskussion

4.1 Beurteilung und vergleichende Betrachtung der Testmethoden

Zahnärztliche Füllungswerkstoffe fallen nach dem geltenden Medizinproduktegesetz (MPG) unter die Produkte der Klasse IIa. Je nach Klassifizierung unterliegen diese Werkstoffe bestimmten Prüfverfahren, deren Richtlinien in nationalen (DIN), europäischen (CEN) und internationalen Normen (ISO) zusammengefasst sind. Für die biologische Testung der in der Zahnheilkunde verwendeten Materialien ist die DIN EN ISO 7405:2008 (ISO 10993-1, 10993-3 und 10993-5) von Bedeutung. Auf Basis der dort beschriebenen Auswahl für zweckmäßige Testverfahren lassen sich die hier verwendeten Methoden der Verträglichkeitsprüfung einordnen und können für die Abschätzung der Zytotoxizität bzw. Biokompatibilität von Testsubstanzen angewendet werden. Dabei stehen die hier beschriebenen In-vitro-Testmethoden am Anfang einer Testreihe zur Auswahl erforderlicher Prüfmethoden, die dann letztendlich zu einer abschließenden Risikobeurteilung eines Stoffes führen.

4.1.1 Versuchsbedingungen

Im Fokus dieser Arbeit stehen Untersuchungen von Bestandteilen lichthärtender Komposite. Diese Materialien geben unreagierte Stoffe, wie z. B. Monomere (TEGDMA, Bis-GMA) und Initiatoren (CQ), in die Mundhöhle ab. Bei In-vitro-Untersuchungen wurde gezeigt, dass die höchste Elutionsmenge von Restmonomeren, die aus Komposit-Kunststoffen stammen, innerhalb von 24 h heraus gelöst wird (Ferracane und Condon 1990). Aufgrund dessen kann davon ausgegangen werden, dass akute zytotoxische Reaktionen in diesem Zeitraum stattfinden, und die Inkubationszeiten in der vorliegenden Arbeit wurden entsprechend gewählt. Die Untersuchung zahnärztlicher Füllungsbestandteile in Lösungen und Eluaten an Zellkulturen wurde bereits in etlichen Publikationen beschrieben (Hanks et al. 1991, Leyhausen 1995, Heil et al. 1996, Yoshii 1997, Hamid et Hume 1997, Geurtsen 1998, Geurtsen et al. 1998a/b, Bouillaguet et al. 1998, Reichl et al. 2001a/b, Schweikl et al. 2006). Eine grundlegende Studie zur Zytotoxizität von fünfunddreißig verschiedenen Substanzen aus zahnärztlichen Kompositen führten Geurtsen et al. (1998b) durch. In dieser wurden erstmalig orale Fibroblasten als Zielzellen definiert und das zytotoxische Potenzial wurde über die Zeiträume von 24 h und 48 h vergleichend sowohl an immortalisierten als auch an drei primären humanen Fibroblastenkulturen (HGF, HPF, HPLF) in einem Konzentrationsbereich von 0,01 mM bis 5,0 mM untersucht. Alle getesteten Substanzen lösten leichte bis starke zytotoxische Effekte in der Zellkultur aus und konnten nach ihrem zytotoxischen Potenzial eingeteilt werden.

Zur Bestimmung der Zytotoxizität wurden in der vorliegenden Arbeit ebenfalls humane Gingivafibroblasten (HGF) gewählt, da diese sensitiv sowie leicht zu isolieren sind und in normalem Kulturmedium einfach kultiviert werden können (Hensten-Pettersen et Helgeland 1981) und als primäre Zielzellen den intensivsten Kontakt mit Füllungsmaterialien aufweisen (Wan et al. 2001). So sind sie auch in jüngsten Untersuchungen zur Beeinflussung des Zellstoffwechsels durch dentalen Materialien verwendet worden (Theilig et al. 2000, Issa et al. 2004, Engelmann et al. 2005, Volk et al. 2009).

Die Inkubationszeit ist ein wichtiger Parameter für die Zytotoxizitätstestung. In der vorliegenden Arbeit wurden die Inkubationszeiträume 24 h und 72 h gewählt, damit ein Vergleich mit früheren Ergebnissen von z. B. Ratanasathien et al. (1995) möglich ist. Für die Messung der Stoffwechselparameter Glutathion (GSH) und reaktive Sauerstoffspezies (ROS) wurden andere Zeiten gewählt, da bei diesen die Reaktionen der Zellen auf Fremdstoffe früher eintraten. In Anlehnung an Ergebnisse von Engelmann et al. (2005), die bei der Einzelbehandlung mit TEGDMA eine relativ geringe GSH-Senkung und mit CQ eine deutliche ROS-Zunahme nachweisen konnten, wurde GSH über einen Zeitraum von 24 h und ROS über 90 min bestimmt.

Zum Vergleich der relativen Toxizität der getesteten Materialien bzw. Stoffe untereinander wird als Bezugswert häufig der sogenannte ED_{50}-Wert berechnet (Konzentration, welche die Zellviabilität auf 50 % senkt). In der Literatur gibt es bereits zahlreiche Angaben für Kompositbestandteile (Ratanasathien et al. 1995, Geurtsen et al. 1998b, Reichl et al. 2001a/b, Issa et al. 2004). So war es das primäre Ziel der Arbeit, die ED_{50}-Werte der Einzelsubstanzen zu bestimmen. Zusätzlich wurden auch die ED_{10}-Werte der Substanzen errechnet, um auch ein Maß für diejenigen Konzentrationen zu haben, die wenig oder keine Zytotoxität verursachen. Die Konzentrationsbereiche der Einzelsubstanzen zur Testung wurden unter anderem nach den Ergebnissen von Geurtsen et al. 1998b gewählt. Des Weiteren bestand Grund zur der Annahme, dass TEGDMA in einer Konzentration zwischen 0,2 mM und 0,4 mM innerhalb der ersten 24 h nach einer Füllungstherapie ausgelaugt werden könnte (Ferracane 1994, Spahl et al. 1998, Geurtsen et al. 1998a/b, Noda et al. 2002, Sideridou et Achilias 2005). Zudem wurde postuliert, dass TEGDMA in einer Konzentration von ca. 4 mmol/L in tiefen Zahnkavitäten die Pulpa via Dentinkanälchen erreichen kann

(Hanks et al 1994, Bouillaguet et al 1996, Noda et al. 2002). Bis-GMA, als stark hydrophobe Substanz, wird zwar nur in geringen Mengen ausgelaugt (Spahl et al. 1998), aber es wurde an verschiedenen Zelllinien gezeigt, dass Bis-GMA in einem geringerem Konzentrationsbereich (0,075–0,1 mM) zytotoxisch reagiert (Engelmann et al. 2004, Schweikl et al. 2006, Moharamzadeh et al. 2007, Goldberg 2008). Der Initiator CQ ist nicht in die Kunststoffmatrix eingebunden und gilt als leicht eluierbar und nur moderat zytotoxisch (Spahl et al. 1998, Geurtsen et al. 1998b, Atsumi 1998, Atsumi et al. 2001, 2004). Taira et al. (1988) haben verschiedenene Komposite untersucht und fanden unterschiedliche CQ Mengen in den Produkten. Der Anteil rangierte von 0,06 bis 1,0 Gew. %, was in etwa einer Konzentration von 3-5 mM entspricht. So wurde der Konzentrationsbereich von TEGDMA auf 0,1–5 mM festgelegt, der von Bis-GMA auf 0,0025–0,2 mM und der von CQ auf 0,25–10 mM.

Im ersten Teil der vorliegenden Arbeit wurde zunächst die Toxizität der Testsubstanzen über eine Inkubationszeit von 24 h bestimmt. Alle drei Substanzen zeigten in der Zellkultur von primären humanen Gingivafibroblasten eine konzentrationsabhängige Zytotoxizität. Mit den gewonnenen Ergebnissen war es möglich, die effektive Dosis (ED_{10}- und ED_{50}-Werte) der Einzelsubstanzen durch lineare Regressionsanalyse zu berechnen. Die Zytotoxizität der Einzelsubstanzen nach einer 24 h-Inkubation ließ sich einer Reihenfolge (Ranking) zuordnen: Bis-GMA (ED_{50}: 0,02–0,04 mM) >> TEGDMA (ED_{50}: 1,1–3,4 mM) > CQ (ED_{50}: 2,5 bis >10 mM). Ähnliche Ergebnisse fanden auch andere Autoren (Hanks et al. 1991, Wataha et al. 1994, Ratanasathien et al. 1995, Geurtsen et al. 1998a/b, Geurtsen 2000, Engelmann et al. 2002).

4.1.2 Testsysteme

Zur Zytotoxizitätbestimmung wurden die vier Testsysteme PI-Assay, Bradford-, SRB-, und LDH–Test herangezogen, deren unterschiedliche Empfindlichkeit und Anwendungspotenziale in diesem Kapitel mitdiskutiert werden sollen. So war unter anderem auch von Interesse, wie unterschiedlich die Testsysteme im Vergleich zueinander reagieren. Bei einem Vergleich der Testsysteme ist zu berücksichtigen, dass die Methode nach Bradford und der SRB-Test die Zellzahl über die Proteinmenge bestimmen. Der PI-Assay quantifiziert die DNA-Menge von vitalen und abgestorbenen Zellen und der LDH-Assay bestimmt die Enzymaktivität eines intrazellulären Enzyms. Der weit verbreitete PI-Assay wird in vielen Studien als Standardtestsystem zur Zellzahl- und Vitalitätsbestimmung durchgeführt (Jones et Singer 2001, Engelmann et al. 2004, Volk et al. 2009). Dieser Test ist eine im Vergleich zur relativen Proteinbestimmung durch den SRB- und den Bradford-Test sensitive Messmethode, die spezifisch die DNA bestimmt. So eignet sich der Test zur lebend/tot-Unterscheidung (tote Zellen sind PI-positiv, lebende nicht). Der PI-Assay wies unabhängig von der Inkubationszeit bei geringen Konzentrationen von TEGDMA (z. B. 0,1–0,5 mM) sowohl in der Einzel- als auch in der Kombinationsbehandlung geringfügig höhere Gesamtzellzahlen nach als in der auf 100 % gesetzten Wachstumskontrolle. Trotz der Suche nach möglichen Fehlerquellen konnte hierfür keine Erklärung gefunden werden. Jedoch wurden in der Studie von Volk et al. (2009) in den Inkubationszeiträumen 90 min und 3 h ähnliche Beobachtungen gemacht. Möglicherweise könnten von den Testsubstanzen verursachte Konformitätsänderungen der DNA eine vermehrte Affinität des Farbstoffes PI zur DNA bewirken. Hierdurch könnte eine Fluoreszenzsteigerung der behandelten Zellen gegenüber den unbehandelten Zellen gemessen werden. Weiterführende Untersuchungen sollten dahingehend durchgeführt werden.

Des Weiteren wurde die Zytotoxizität durch das Anfärben des Gesamtproteins der Zellen mit der Methode nach Bradford (1976) und dem Farbstoff SRB bestimmt. Der Farbstoff Coomassie Blau reagiert mit basischen (Arg, His, Lys) und aromatischen (Phe, Tyr, Trp) Aminosäuren. Wohingegen der anionische Farbstoff SRB nur an basische Aminosäure-Reste (Arg, His, Lys) von Proteinen bindet.

Der Bradford-Test reagierte in vielen Versuchen weniger empfindlich und die damit gemessenen Wirkungskurven verliefen im Vergleich zu den anderen Testsystemen flacher. Der Test wies im Vergleich zum PI-Assay und SRB–Test häufig um ca. 20 % höhere Zellzahlen nach. Zum Beispiel wichen die errechneten ED-Werte des Bradford-Tests bei der Einzelbehandlung von TEGDMA, Bis-GMA und CQ stark von den errechneten ED-Werten vom PI-Assay, SRB- und LDH-Test ab (TEGDMA ED_{50}: 3,4 mM ± 2,8 mM; Bis-GMA ED_{50}: 0,04 mM ± 0,01 mM; CQ ED_{50}: >10 ± 1,7 mM). In der Literaturübersicht colorimetrischer Proteinmessmethoden von Sapan et al. (1999) stellten die Autoren fest, dass der Bradford-Test stark abhängig von der Proteinkomposition ist. So versuchten viele Autoren, die originale Methode nach Bradford (1976) zu modifizieren, um diesen Einfluss auf das Absorptionsverhalten zu reduzieren. Zum Beispiel wurde versucht, die Azidität bei der Farbreaktion durch Zugabe von NaOH zu senken, um die Variabilität der Färbung von verschiedenen Proteinen zu verringern (Stoschek 1990). Diese Modifikation wurde in der vorliegenden Arbeit beachtet. Dennoch wurde in einigen Versuchen durch den Bradford-Test lediglich ein Effekt bei den zwei höchsten Konzentrationen der Testsubstanzen nachgewiesen, wohingegen die anderen Testsysteme Effekte über den gesamten Konzentrationsbereich nachweisen konnten. Möglicherweise könnte eine Protein-Glykolisierung, z. B. durch TEGDMA, die Protein-Farbstoff-Bindung beeinflussen, wie es Fountoulakis et al. (1992) postulierten.

Dahingegen bestätigte der SRB-Test oftmals den Kurvenverlauf des PI-Assays. Dies ist in Übereinstimmung mit Ergebnissen von Skehan et al. (1990). In dieser Studie wurden 21 verschiedene histologische Assays miteinander verglichen. Zusammengefasst schrieben die Autoren, dass die Sensitivität des SRB-Test vergleichbar mit denen von fluoreszierenden Testsystemen (z. B. PI-Assay) sei und zudem sensitiver ausfalle, als der Bradford- und Lowry-Test sowie weitere untersuchte Testsysteme. Vergleichbare Ergebnisse wurden auch im ersten Teil der vorliegenden Arbeit gefunden. Die gute Sensitivität des SRB–Tests konnte in der vorliegenden Arbeit bei der Zytotoxizitätsbestimmung von CQ nachgewiesen werden. Hier konnte der Test als einziger der vier Assays eine signifikante Zytotoxizität bei der kleinsten Konzentration von 0,25 mM CQ sowie signifikante Unterschiede zwischen den Konzentrationen über einen weiten Konzentrationsbereich nachweisen.

Die Aktivitätsbestimmung des Enzyms Lactatdehydrogenase (LDH) wurde als weitere Messmethode angewendet. Es konnte gezeigt werden, dass eine Ausschwemmung von zytoplasmatischem LDH sensibel mit der Zellreaktion auf Xenobiotika verbunden ist. Das intrazellulare Enzym LDH tritt z. B. bei einer Membraninstabilität, insuffizientem Ionentransport und veränderter Stoffwechsellage aus der Zelle aus (Reichel et al 2001a/b, Issa et al. 2004). Im Unterschied zu den übrigen Zytotoxizitätstests (PI-, Bradford-, SRB-Test), welche am Endpunkt der zytotoxischen Zellreaktion ansetzen, kann mit Hilfe der Aktivitätsbestimmung von LDH der Verlauf einer zytotoxischen Reaktion der Zellen nachgewiesen werden, da diese Messung im Zellüberstand stattfindet und die Zellen weiterkultiviert werden können. Der LDH-Test zeigte insgesamt eine geringe Standardabweichung und konnte die Ergebnisse des PI-Assays bestätigen. Selbst bei den Messungen über 72 h wurden die Ergebnisse des PI-Assays bei geringer Standardabweichung exakt reproduziert.

Zur Berechnung der ED_{10}-Werte waren alle vier Testsysteme weniger geeignet, da der Verlauf der Dosis-Wirkungskurven im niedrigen Konzentrationsbereich zu flach dargestellt wurde. Auch gestaltete sich die Regressionsanalyse mit Hilfe von Microsoft Excel als schwierig und aufwendig. Die auf dieser Arbeit aufbauenden Versuche sollten möglicherweise mit Testsystemen stattfinden, welche die Zytotoxizität im niedrigen Konzentrationsbereich präziser auflösen können. Zudem wäre eine Echtzeit-Messung, wie sie jüngst von Urcan et al. (2010) beschrieben worden ist, interessant. Diese Messmethode lässt eine dynamische Betrachtung (Kinetik) der Zellviabilität über den gesamten Inkubationszeitraum zu und man kann über die Zeit Informationen über das Zellwachstum, Morphologieänderungen und den Zelltod gewinnen.

4.2 Bewertung der Zytotoxizität der untersuchten Einzelsubstanzen

4.2.1 TEGDMA

Es gibt eine Reihe von Studien, die das zytotoxische Potenzial von TEGDMA für unterschiedliche Zelltypen charakterisiert haben (Hanks et al. 1991, Wataha et al. 1994, Ratanasathien et al. 1995, Engelmann et al. 2002, Stanislawski 2003, Lee et al. 2006). Mehrere Autoren vermuten, dass die Zytotoxizität von TEGDMA hauptsächlich im Zusammenhang mit einer rapiden Senkung von GSH und der daraus resultierenden verstärkten ROS-Bildung steht (Freidig et al. 2001, Engelmann et al. 2002, Stanislawski 2003, Lefeuvre et al. 2004, Walther et al. 2004, Noda et al. 2005, Lee et al. 2006, Volk et al. 2006). So konnten Lee et al. (2006) zeigen, dass die Zytotoxizität, das Auftreten von Apoptose und auch die gentoxische Wirkung von TEGDMA mit der zusätzlichen Behandlung eines Antioxidants wie N-Acetylcystein (NAC) signifikant gesenkt werden konnte. Die Autoren fanden Hinweise dafür, dass die zwei Faktoren GSH-Senkung und gesteigerte ROS-Bildung für die TEGDMA-induzierte Mutagenität und das Auftreten von Apoptose verantwortlich sind. Auch Schweikl et al. (2007) konnte eine gentoxische Wirkung von TEGDMA mit der Kombination mit NAC an Hamsterzellen (V79) reduzieren. Geurtsen et al. (1998b) stuften TEGDMA als stärker zytotoxisch ein, die ED_{50} betrug 0,23 mM (± 0,06), allerdings wurden die Zellen doppelt solange (48 h) mit TEGDMA inkubiert. Die in dieser Arbeit über die Inkubationszeit von 24 h ermittelten Ergebnisse zeigten eine mäßige Zytotoxizität (ED_{50}: 1,1–1,8 mM) von TEGDMA.

Im Vergleich zur Literaturübersicht (Tab. 10) konnte der LDH-Test (ED$_{50}$: 1,5 mM ± 0,3) ganz ähnliche Ergebnisse wie in der Studie von Issa et al. (2004) erzielen. Der durch den PI-Assay ermittelte ED$_{50}$-Wert (1,8 mM ± 0,3) ist im Vergleich zu dem Ergebnis von Volk et al. (2007) um circa die Hälfte niedriger.

Tab. 10 Literaturübersicht der ED$_{50}$-Werte von TEGDMA bei HGF

Autor/Testsystem ED$_{50}$ in [mM]	LDH-Test (24 h)	PI-Assay (24 h)	XTT-Assay (24 h)	H33342-Assay (48 h)
Eigene Ergebnisse	1,5 (± 0,3)	1,8 (± 0,3)		
Issa et al. (2004)	2,1 (± 0,1)			
Reichl et al. (2006a)			3,46 (± 0,2)	
Reichl et al. (2006b)	2,3 (± 0,5)			
GEURTSEN et al. (1998b)				0,23 (± 0,06)
Hansel (1997 Diss.)			2,9-3,1	
Volk et al. (2007)		4,6 (± 0,8)		
Stanislawski et al. (2003)	*MTT-Assay*/ 1,2 (± 0,9)			
Urcan et al. (2010)	XCelligence-Test: 3,61 (± 0,2)			

Längere Inkubationszeiten von 72 h führten zu einer minimal erhöhten Zytotoxizität (Kap. 3.1.1 ED$_{50}$ 1,2 - 3,4 (24 h), Kap. 3.3.1 ED$_{50}$ 1,2 - 3,2 (72 h), Kap. 3.3.2 ED$_{50}$ 1,4 - 3,3 (72 h)). Die ED$_{50}$ variierte abhängig vom Testsystem, auch hier zeigte der Bradford-Test eine geringere Sensitivität im Vergleich zu den übrigen Testsystemen (ED$_{50}$: 3,2-3,3 mM, 72 h). In der Studie von Ratanasathien et al. (1995) wurde mit dem MTT-Test über 72 h bei 3T3-Mausfibroblasten eine ED$_{50}$ von 1,25 mM (± 0,3) bestimmt.

Die hohen Variationen in den ED$_{50}$-Werten sind durch unterschiedliche Sensitivitäten der Testsysteme bedingt. Faktoren wie unterschiedliche Zellarten (immortalisierte Zelllinien/primäre Zellen (tierische, menschliche) aus den verschiedensten Geweben) und unterschiedliche Zelldichten (subkonfluent/konfluent) spielen unter anderem eine Rolle. Daher sind solche Werte nur bedingt vergleichbar, denn selbst Zellen aus gleichen Geweben, wie die hier in Tab. 10 ausschließlich aufgeführten HGF, reagieren unterschiedlich. In einer neueren Studie von Moharamzadeh et al. (2007) wurden an drei verschieden HGF-Zelllinien von unterschiedlichen Patienten und an immortalisierten Keratinozyten (HaCat) dentale

Kunststoffmonomere mit dem Alamar-Blau-Assay getestet. Die ED_{50} von TEGDMA reichte von 1,5 mM (HGF-3) über 3 mM (HGF-2) bis hin zu 5,0 mM (HGF-1). Als Ergebnis wurde unter anderem postuliert, dass die verschiedenen HGF-Zelllinien signifikant unterschiedlich auf die Monomere reagierten. Dies war auch in Übereinstimmung mit den Ergebnissen von Engelmann et al. (2001), die gezeigt haben, dass HGF von unterschiedlichen Patienten signifikante Unterschiede bei der GSH-Bestimmung aufwiesen.

Jedoch kann zusammenfassend gesagt werden, dass mit den Ergebnissen der 24-h-TEGDMA-Einzelbehandlung die Ergebnisse anderer Autoren bestätigt wurden (Yoshii 1997, Issa et al. 2004, Moharamzadeh et al. 2007). Zudem konnte gezeigt werden, dass selbst niedrige Konzentrationen von TEGDMA (1,0–2,0 mM) einen Zellschaden auslösen können. Solche Konzentrationen sind klinisch durchaus wahrscheinlich, indem TEGDMA via Dentinkanäle zu einer Entzündung der Pulpa oder Nekrose führen könnte (Schweikl et al. 1998, Schweikl et Schmalz 1999, Pereira et al. 2000, Schweikl et al. 2006).

4.2.2 Bis-GMA

Bis-GMA besitzt, wie andere Basismonomere z.B. UDMA, ein starkes zytotoxische Potenzial (Geurtsen et al. 1998b). Über die sehr hohe Zytotoxizität von Bis-GMA bei geringen Konzentrationen berichteten bereits mehrere Autoren (Hanks et al. 1991, Ratanasathien et al. 1995, Geurtsen et al. 1999a/b, Geurtsen 2000, Kostoryz et al. 2003, Engelmann et al. 2005, Moharamzadeh et al. 2007). In der Literatur werden hauptsächlich zwei Faktoren, die das hohe toxische Potenzial von Bis-GMA beschreiben, diskutiert. Zum einen besitzt Bis-GMA eine hohe Fettlöslichkeit, mit der die Zellmembran leicht passiert werden kann (Issa et al. 2004). So können Zellfunktionen durch Bis-GMA schnell und effektiv gestört werden. Zum anderen wird von mehreren Autoren das zytoxische Potenzial von Bis-GMA unmittelbar mit der signifikanten Senkung von GSH und der daraus resultierenden verstärkten ROS-Bildung in Zusammenhang gebracht (Schweikl et al. 1998, Schweikl et Schmalz 1999, Engelmann et al. 2004, Goldberg 2008). In einer jüngeren Studie von Chang et al. (2009) an humanen Pulpazellen (HPF) konnte deutlich gezeigt werden, dass Bis-GMA keine direkte Produktion von Entzündungsmediatoren, wie z. B. Prostaglandin PGE_2 oder eine COX-2 Genexpression, induziert. Die Autoren konnten jedoch nachweisen, dass die durch Bis-GMA (0,075–0,1 mM) induzierte Zunahme an ROS der zugrunde liegende Stimulus für die Produktion der Entzündungsmediatoren ist.

Die in der vorliegenden Arbeit ermittelten Ergebnisse bestätigen das hohe zytotoxische Potenzial von Bis-GMA. Die Werte der ED_{50} für Bis-GMA (0,02-0,039 mM) über 24 h variierten innerhalb der Testsysteme kaum. In diesem Fall ergab sich beim Bradford-Test nur eine geringe Abweichung vom Mittel der übrigen Testsysteme.

Geurtsen et al. (1998b) bestimmten bei HGF eine ED_{50} von 0,1 mM ($\pm$ 0,01) im H33342-Assay, allerdings nach 48-stündiger Inkubation.

Ein Vergleich mit der Literaturübersicht in Tab. 11 zeigt, dass die in dieser Arbeit ermittelte ED_{50} (0,02-0,039 mM) des LDH-Tests sehr viel niedriger liegt, als Ergebnisse von Issa et al. (2004) (ED_{50}: 0,36 mM). In der Studie von Moharamzadeh et al. (2007) reichte die ED_{50} von Bis-GMA von 0,065 mM (HGF-3) bis 0,25 mM (HGF-2+HGF-1) im Alamar-Blau-Assay.

Tab. 11 Literaturübersicht der ED_{50}-Werte von Bis-GMA bei HGF

Autor/Testsystem ED_{50} in [mM]	LDH-Test (24 h)	PI-Assay (24 h)	XTT-Assay (24 h)	H33342-Assay (48 h)
Eigene Ergebnisse	0,02-0,039 ($\pm$ 0,01)	0,022 ($\pm$ 0,003)		
Issa et al. (2004)	0,36 ($\pm$ 0,008)			
Reichl et al (2006a)			0,087 ($\pm$ 0,001)	
Reichl et al (2006b)	0,07 ($\pm$ 0,005)			
Geurtsen et al. (1998b)				0,1 ($\pm$ 0,01)
Engelmann et al. (2005)				~ 0,1
Hansel (1997 Diss.)			~ 0,13	
Urcan et al. (2010)	XCelligence-Test: 0,08 ($\pm$ 0,1)			

Zusammenfassend kann man sagen, dass bei niedrigen Konzentrationsbereichen mit den hier angewendeten Tests häufig keine Abstufung der Ergebnisse mehr möglich ist. Eine Ausnahme bildete bei der Testung von Bis-GMA der Bradford-Test, welcher in dem Konzentrationsbereich von 0,05 mM bis 0,01 mM eine konzentrationsabhängige Wachstumshemmung aufwies.

Das zytotoxische Verhalten an der „Schwelle" (0,025-0,01 mM) könnte möglicherweise mit den Ergebnissen einer Studie von Engelmann et al. (2004) erklärt werden. Diese Arbeitsgruppe konnte nachweisen, dass Bis-GMA (Inkubationszeit: 18 h) bei HGF erst ab einer Konzentration von > 0,1 mM eine extreme Senkung des intrazellulären GSH-Pools induzierte und eine verstärkte Anzahl von apoptotischen Zellen auslöste. Die von Engelmann et al. (2004) beschriebenen Effekte wurden allerdings bei einer ca. zehnfach höheren Konzentration nachgewiesen als an der „Schwelle" (0,025-0,01 mM) in der vorliegenden Arbeit. Möglicherweise bringt in der vorliegenden Arbeit erst eine Konzentration von > 0,01 mM suffizient das GSH-Antioxidationssystem der HGF zum Erliegen und irreversible Schäden durch die folgende erhöhte ROS-Produktion könnten zu der von Engelmann et al. (2004) beschriebenen Zunahme von Apoptose führen. Mit einer Bestimmung von apoptotischen Zellen in weiterführenden Untersuchungen könnte darüber Klarheit gewonnen werden.

Insgesamt konnte mit den hier vorliegenden Ergebnissen der 24-h-Bis-GMA-Einzelbehandlung das starke zytotoxische Verhalten des Basismonomers bestätigt werden. Aufgrund dessen wurde in dieser Arbeit untersucht, ob durch die Kombination von TEGDMA und einer Bis-GMA-Konzentration von 0,01 mM der GSH-Haushalt der Zellen noch deutlicher und rascher beeinträchtigt wird (s. Kap. 4.3-4.4) als durch TEGDMA allein.

4.2.3 CQ

Es gibt nur wenige Untersuchungen, die sich mit dem zytotoxischen Potenzial von CQ beschäftigen. Aufgrund der guten Mobilität in der ausgehärteten Kunststoff-Matrix gehört CQ zu den am häufigsten vorkommenden Substanzen in Eluaten (Geurtsen 1998, Geurtsen et. 1998a,b, Spahl et al. 1998). CQ gilt als gering zytotoxisch im Vergleich zu anderen Initiatoren, dies konnte Geurtsen et al. (1998b) zeigen. In dieser Studie wurde CQ (ohne Lichtbestrahlung) bei drei humanen Zelllinien und einer immortalisierten 3T3-Zelllinie über 24 h untersucht. Die ED_{50} variierte innerhalb der verschiedenen Zellen und innerhalb eines Assay nur geringfügig von 2,17 mM bis 2,4 mM.

Die in der vorliegenden Arbeit ermittelten ED_{50}-Ergebnisse der 24-h-CQ-Behandlung variierten in Abhängigkeit vom Testsystem sehr stark (ED_{50}: 2,5 mM bis >10 mM). Möglicherweise erfolgt durch CQ eine Beeinflussung der Messsysteme, z. B. über Modifikationen der für den Bradford-Farbstoff relevanten Proteinstrukturen (Aminosäuren). Auch unbeabsichtigte Bestrahlungen von CQ durch Tageslicht können eine mögliche Fehlerquelle darstellen. Es wurde konsequent auf eine möglichst geringe Einwirkung von sichtbarem Licht geachtet, dennoch ließ sich die Bestrahlung und damit Produktion von Radikalen nicht ausschließen. Bei Messungen mit CQ sollte der Arbeitsplatz abdunkelbar sein und möglichst mit einem Gelbfilter ausgestattet werden.

So konnte mit den empfindlichen Testsystemen PI-Assay und SRB–Test eine signifikante Toxizität ab einer Konzentration von 1 mM nachgewiesen werden. Die Dosis-Wirkungskurven des LDH- und des Bradford–Tests zeigten hingegen eine signifikante Zytotoxizität erst ab einer Konzentration von 2,5 mM an. Der SRB-Test wies als einziges Testsystem eine signifikante Zytotoxizität von 10 mM bis 0,25 mM CQ nach. Auch konnten über einen weiten Konzentrationsbereich signifikante Unterschiede zwischen den Konzentrationen gemessen werden. In der Studie von Hanks et al. (1991) wurde bei 3T3-Fibroblasten eine ED_{50} von ca. 1,0 mM bestimmt. Die Arbeitsgruppe von Thonemann et al. (2002) wies eine ED_{50} bei primären Kalbsfibroblasten in Höhe von 2,6 mM (± 0,3 mM) nach, bei L929-Mausfibroblasten betrug die ED_{50} 0,8 mM (± 0,3 mM). Im Vergleich zu Ergebnissen von Volk et al. (2009) bei HGF mit dem PI-Assay (ED_{50}: 2,8 mM ± 0,9) wies der PI-Assay in der vorliegenden Arbeit ein ED_{50} von 4,8 mM (± 3,3 mM) nach, d. h. der Wert unterschied sich aufgrund der hohen Standardabweichungen nicht signifikant von Werten aus Studien in der Literatur.

Der genaue Mechanismus der Zytotoxizität von CQ ist zu diesem Zeitpunkt noch nicht abschließend bekannt. Jedoch wird von mehreren Autoren gezeigt, dass subtoxische Konzentrationen von bestrahltem und unbestrahltem CQ eine schnelle ROS-Bildung in Zellen induziert (Atsumi et al. 2001, 2004, Engelmann et al. 2005). Atsumi et al. (2004) konnten zeigen, dass die Zytotoxizität von CQ durch Lichtbestrahlung und die daraus resultierende Bildung von ROS erhöht wird. Diese Arbeitsgruppe zeigte an humanen Pulpafibroblasten im MTT-Assay bei einer Inkubationszeit von 24 h, dass die ED_{50} der CQ-Einzelbehandlung 1,42 mM betrug, wohingegen die Behandlung CQ plus 10 min Bestrahlung mit sichtbarem Licht (zahnärztliche Polymerisationslampe) die sehr viel geringere ED_{50} von 0,25 mM erzeugte, d. h. signifikant zytotoxischer war.

Auf welche Weise Photoinitiatoren, wie z. B. CQ, ROS in Zellen produzieren können, ist noch nicht abschließend geklärt. Es werden mehrere Mechanismen diskutiert. CQ besitzt zwei Karbonyl-Gruppen mit reaktiven Doppelbindungen, welche durch Lichtenergie in einen angeregten Zustand gehoben werden. Freie Radikale können nun entweder durch einen Protonen-Abzug oder durch eine intermolekulare Spaltung entstehen (Park et al. 1999). Der Protonen-Abzug ist durch die Zugabe von tertiären Aminen (Koinitiatoren, wie z. B. DMT, DMA) sehr viel effizienter. Das angeregte CQ formt mit den tertiären Aminen einen Komplex, welcher in freie Radikale zerfällt. Diese initiierenden Radikale können willkürlich z. B. mit molekularem Sauerstoff (O_2) zu ROS reagieren. Eine wesentliche Rolle bei der Bildung von ROS spielt z. B. die Reduzierung von O_2 zu Superoxid-Radikalen (O_2-•)

(Milne et al. 1993, Thannickal et Fanburg 2000). Wenn Superoxid-Radikale in wässrigem Medium entstehen, verbinden sie sich leicht zu einer stabileren Verbindung, wie z. B. Wasserstoffperoxid (H_2O_2) (Thannickal et Fanburg 2000). Eine weitere Möglichkeit der ROS-Bildung ist durch die Reduktion von Metallionen gegeben. Werden z. B. durch Superoxid-Radikale Metallionen, wie z. B. zweiwertiges Kupfer (Cu(II)) zu einwertigem Kupfer (Cu(I)) oder dreiwertiges Eisen (Fe(III)) zu zweiwertigem Eisen (Fe(II)) reduziert, kann Sauerstoff (O_2) entstehen. Weiterhin kann mit der Anwesenheit eines Elektronendonators, z. B. Cu(I) oder Fe(I), H_2O_2 mit Hilfe der Fenton-Reaktion (Formel 1) zu dem hochtoxischen und reaktiven Hydroxyl-Radikal (OH•) reagieren (Thannickal et Fanburg 2000).

In neuesten Untersuchungen wird die durch CQ induzierte ROS-Bildung für DNA-Schäden verantwortlich gemacht. Ihr gentoxisches Potenzial gilt als nachgewiesen (Pagoria et al. 2005, Pagoria et Geurtsen 2005, 2006, Winter et al. 2005). Pagoria et al. (2005) und Pagoria und Geurtsen (2005) zeigten, dass lichtbestrahltes CQ ± DMT in zellfreiem Medium ROS produziert und Strangbrüche an isolierter Doppelstrang-Plasmid-DNA induziert. Winter et al. (2005) konnten den Beweis führen, dass das Antioxidant N-Acetylcystein (NAC, Vorstufe von GSH) bei Konzentrationen von ≥ 2,5 mM die DNA in zellfreier Umgebung effektiv vor oxidativen Schäden durch lichtbestrahltes CQ/DMT schützt. Volk et al. (2009) kamen mit der Untersuchung von unbestrahltem CQ zu ähnlichen Ergebnissen und es konnte bei HGF gezeigt werden, dass der oxidative Schaden durch die Inkubation von CQ mit dem Antioxidant NAC verringert werden konnte. Des Weiteren wurde in dieser Studie nachgewiesen, dass bei einer 3-stündigen CQ-Behandlung ab einer Konzentration von 0,05 mM signifikant DNA-Strangbrüche auftraten.

Insgesamt kann mit den Ergebnissen der 24-h-CQ- Behandlung gesagt werden, dass nur milde zytotoxische Reaktionen ausgelöst wurden. Dies bestätigt Ergebnisse anderer Autoren (Geurtsen et al. 1998b, Engelmann et al. 2005, Volk et al. 2009). Die Konzentrationen im Bereich der ermittelten ED_{50} (2,5 bis >10 mM) sind im klinischen Einsatz durchaus möglich. Berechnungen von Noda et al. (2002) zeigten eine mögliche maximale CQ-Konzentration von 14 mM, welche potenziell von polymerisierten Kompositen in die Mundhöhle abgegeben werden könnte.

4.3 Einfluss von Kunststoffbestandteilen auf den zellulären Stoffwechsel

Es wurde bereits in vielen Studien nachgewiesen, das (Ko)Monomere und Additiva zahnärztlicher Füllungswerkstoffe zytotoxische Effekte auslösen können. Auf welche Weise diese Substanzen in den komplexen Metabolismus der Zelle eingreifen, ist Gegenstand aktueller Forschung. Die in der vorliegenden Arbeit verwendeten Testsubstanzen haben gemein, dass sie direkt oder indirekt oxidativen Stress erzeugen. In einer jüngsten Studie von Eckhardt et al. (2010) konnte der Einfluss von TEGDMA auf den Zellzyklus bei Mausmakrophagen aufgeschlüsselt werden. TEGDMA verzögerte den Zellzyklus in der G1-Phase und dieser Effekt unterschied sich drastisch vom Chemotherapeutikum Mitomycin, welches durch Erzeugung von Querverbindungen in der DNA die Replikation in der G2-Phase stoppt. Die Autoren vermuteten, dass TEGDMA durch die Bildung von ROS den Zellzyklus beeinflusst. Des Weiteren fand Eckhardt et al. (2009a) an RAW264.7-Mausmakrophagen, dass TEGDMA die Entzündungsfaktoren-Expression von TNF-α, Interleukin-6 und Interleukin-10 nach bakterieller Endotoxin-Stimulation signifikant senkt. Selbst die Oberflächenantigen-Expression (CD14, CD40, CD80) wurde gehemmt und die CD54-ICAM-1-Expression wurde durch TEGDMA verdoppelt. Die Autoren folgerten, dass TEGDMA bei Stimulation durch Bakterien massiv in die Immunantwort von Abwehrzellen eingreifen kann. In einer weiteren Studie konnten Eckhardt et al. (2009b) erneut an humanen THP-1-Zellen den Beweis führen, dass TEGDMA-induzierte Zytotoxizität auf der verstärkten Bildung von ROS beruht, da die Zellviabilität in Gegenwart von NAC signifikant erhöht werden konnte. Dabei konnten die Autoren nachweisen, dass die durch TEGDMA induzierte Bildung von 8-Oxoguanin (8-oxoG), die Aktivierung von ATM (Protein-Kinase) und die protektive Funktion von NAC auf einen oxidativen DNA–Schaden hinwiesen. Die exakte Quelle für die Bildung von ROS durch TEGDMA und anderer Monomere ist noch nicht abschließend gefunden. Genauso ist bis zum jetzigen Zeitpunkt ungeklärt, wie der durch Monomere verursachte oxidative Stress, spezifische Signaltransduktionswege, welche die Zellviabilität/Zellproliferation und den Zelluntergang (z. B. MAP-Kinase-Kaskade) steuern, moduliert.

Als erwiesen gilt, dass zwischen Bestandteilen von dentalen Füllungsmaterialien Interaktionen auftreten können (Ratanasathien et al. 1995). Die Effekte wurden abhängig von der Dosis und der Inkubationszeit beobachtet, die biochemischen Wirkmechanismen können nur vermutet werden. Vor diesem Hintergrund war es von speziellem Interesse, mögliche interaktive Effekte der (Ko-)Monomere und Additiva auf den Metabolismus der Zelle zu identifizieren und zu untersuchen, in welchem Maße solche Effekte auf die Zytotoxizität und den Redox-Haushalt von Zellen Einfluss nehmen können. Ein entscheidener Punkt bei der Zytotoxizität von dentalen Kunststoffmonomeren ist die negative Beeinflussung der GSH-Konzentration von Zellen. Engelmann et al. (2002) diskutierten bereits, dass bei Anwesenheit von TEGDMA in „subletaler" Konzentration die Anfälligkeit einer Zelle gegenüber weiteren Noxen ansteigen könnte. Aufgrund dessen wurde die Konzentrationreihe von TEGDMA wie folgt gewählt: 2,5 mM, 1 mM, 0,5 mM, 0,1 mM. Diese wurden mit 2,5 mM CQ bzw. 0,01 mM Bis-GMA (Bereich der Konzentration der ED_{10}) kombiniert. Ratanasathien et al. (1995) kombinierten TEGDMA (0,01–10 mM) mit Bis-GMA (0,001–1 mM) und untersuchten deren Zytotoxizität an 3T3-Mausfibroblasten im MTT-Assay. Die Autoren konnten nach 24 h Inkubationszeit antagonistische Effekte und nach 72 h starke synergistische Effekte nachweisen.

Solche Beobachtungen konnten mit den Ergebnissen der vorliegenden Arbeit nicht bestätigt werden. Bezugnehmend auf Ergebnisse der Kombination von TEGDMA und CQ konnte weder bei der 24-stündigen noch bei der 72-stündigen Inkubationszeit bei HGF ein interaktiver Effekt auf die Zytotoxizität und die GSH-Konzentration nachgewiesen werden. Jedoch wurde ein interaktiv-zytotoxischer Effekt bei der Bestimmung der LDH-Aktivität bei einer Konzentration von 1,0 mM TEGDMA/CQ über 72 h nachgewiesen. Des Weiteren wurde bei der Kombinationsbehandlung von TEGDMA und CQ über 72 h insgesamt eine höhere Zytotoxizität im Vergleich zur 24-h-Inkubationszeit nachgewiesen. Möglicherweise spielen über den Inkubationszeitraum von 72 h vermehrt langsame enzymatische Zellabwehrmechanismen, wie z. B. Superoxid-Dismutase (SOD), Thioredoxin-Reduktase (TrxR) oder Catalase (CAT) eine Rolle. Diese könnten vermutlich nach 72 h erschöpft sein, ein vermehrtes Absterben der Zellen wäre die Konsequenz. Um den möglichen synergistischen Effekt bei der Kombination von TEGDMA und CQ über einen längeren Zeitraum (72 h) besser bewerten zu können, sollten weiterführende Untersuchungen dahingehend durchgeführt werden.

Hingegen konnte bei der Kombination TEGDMA und Bis-GMA und 24-stündiger Behandlung in dem Konzentrationsbereich von 1,0 mM bis 1,5 mM TEGDMA + 0,01 mM Bis-GMA im Vergleich zur Einzelbehandlung eine signifikant erhöhte Zytotoxizität beobachtet werden.

Dieser Effekt steht sehr wahrscheinlich mit der potenten Senkung der GSH-Konzentration der Zellen durch beide Monomere im Zusammenhang. Die Fähigkeit von TEGDMA und

Bis-GMA kovalent an GSH zu binden, beschrieben mehrere Autoren (Patel et Walt 1988, McCarthy et al. 1994, Engelmann et al. 2002, 2004). In einer Studie an HGF von Volk et al. (2006) wurde eine signifikante GSH-Senkung durch TEGDMA bei einer Konzentration > 0,1 mM beschrieben. In dieser Studie wurde zudem die Korrelation der GSH-Senkung mit der Anzahl der Methakryl-Gruppen untersucht. Es wurde eine fast 16-fach stärkere GSH Senkung durch Monomere mit zwei Methakrylat-Gruppen, wie z. B. TEGDMA und Bis-GMA, nachgewiesen als durch Monomere mit nur einer Methakrylat-Gruppe, wie z. B. HEMA.

Die Kombinationsbehandlung TEGDMA und Bis-GMA vermag über 24 h den Redox-Haushalt der Zellen sehr stark zu schwächen. Die Bestimmung der GSH-Konzentration nach 24 h wies im Vergleich zur Einzelbehandlung einen signifikanten synergistischen Effekt in der GSH-Senkung im Konzentrationsbereich 0,5–1,5 mM TEGDMA + 0,01 mM Bis-GMA nach.

Die GSH-Senkung dieser Kombination (ED_{50}: 0,4 mM ± 0,2 mM) war im Vergleich zur TEGDMA-Einzelbehandlung drastisch (ED_{50}: 0,9 mM ± 0,2 mM). Ein ähnlich stark additiver Effekt in der GSH-Senkung bei HGF wies die Arbeitsgruppe von Volk et al. (2007) durch die Kombination von TEGDMA und H_2O_2, einem starken Oxidationsmittel, nach. Die Behandlung mit der Kombination TEGDMA und H_2O_2 induzierte eine signifikante GSH-Senkung schon ab einer Konzentration von ED_{50}: 0,8 mM ± 0,3 mM. Die TEGDMA-Einzelbehandlung zeigte in der Studie von Volk et al. (2006) eine signifikante GSH-Senkung erst bei einer deutlich höheren Konzentration (ED_{50}: 1,9 mM ± 0,6 mM). In der vorliegenden Arbeit induzierte TEGDMA in beiden Versuchsansätzen über 24 h eine signifikante GSH-Senkung ab einer Konzentration von 0,5 bis 1 mM (ED_{50}: 0,9-1,0 mM).

Die Bestimmung der intrazellularen ROS-Bildung nach 24 h Inkubation mit TEGDMA und Bis-GMA wurde zur Bewertung der synergistischen Effekte dieser Kombination bei 24 h hinzugezogen. Der DCFH-DA-Assay, korreliert mit der Zellzahl (PI-Assay), wies bei der höchsten Konzentration der Kombinationsbehandlung von 1,5 mM TEGDMA + 0,01 mM Bis-GMA einen im Vergleich zur Einzelbehandlung signifikanten Effekt nach. Bei dieser Konzentration ist die ROS-Bildung der HGF < 60 % und somit stark gesenkt. Die korrespondierende TEGDMA-Einzelbehandlung induzierte eine ROS-Bildung von > 100 % und wies einen hohen Standardfehler auf. Eine Ursache für diesen Effekt konnte nach Suche von Fehlerquellen nicht geklärt werden. Möglicherweise liegen Messungenauigkeiten des DCFH-Assays zugrunde. In der Literaturübersicht von Soh (2006) wurde berichtet, dass Dihydro-Fluoreszenz-Farbstoffe, wie z. B. DCFH, Dihydrorhodamin 123 und Dihydrocalcein zwei Nachteile besitzen. Zum einen sind diese Stoffe höchst photosensibel, was bei Abwesenheit von ROS zu einer Autooxidation und daraus resultierender hoher Hintergrundfluoreszenz führen kann (Marchesi et al. 1999). Zum anderen weisen diese Stoffe eine mangelnde Selektivität zu den einzelnen Arten von ROS auf. Um diese Effekte besser bewerten zu können, wären Messungen im Abstand von 4 h (Kinetik) interessant. Diese könnten zeigen, zu welchem Zeitpunkt die mögliche verminderte ROS-Bildung der Kombination von TEGDMA und Bis-GMA stattfindet.

Bei der 72-stündigen Zytotoxizitätsbestimmung der Kombinationsbehandlung von TEGDMA und Bis-GMA wurde eine signifikante Zytotoxizitätssteigerung gegenüber der Einzelbehandlung bei einer Konzentration von 2,5 mM TEGDMA + 0,01 mM Bis-GMA nachgewiesen. Insgesamt zeigt der Vergleich der Werte der 72-stündigen TEGDMA + Bis-GMA-Behandlung mit den Werten der 24-stündigen Behandlung über die Zeit nur eine gering höhere Zytotoxizität. Insbesondere wies der Bradford-Test im Konzentrationsbereich von 2,5 bis 0,5 mM TEGDMA + 0,01 mM Bis-GMA eine um 10-15 % schwächere Toxizität gegenüber der 24-h-Inkubationszeit nach. Im Vergleich zu der Studie von Ratanasathien et al. (1995) konnten in der vorliegenden Arbeit in Bezug auf die Expositonsdauer und die Konzentration keine Unterschiede zwischen den Interaktionen (Synergismus, Additvismus, Antagonismus) nachgewiesen werden.

4.4 Einfluss von Kunststoffbestandteilen auf den oxidativen Status von Zellen

Der Fokus im letzten Teil der Arbeit galt der Bestimmung der GSH-Konzentration und der ROS-Bildung. Beide Faktoren geben Auskunft über den Redox-Status von Zellen. Die Messung der GSH-Konzentration mit Hilfe des Fluoreszenz-Farbstoffs MBBr ist ein etabliertes Testsystem (Engelmann et al. 2002, 2004, 2005). Ein Nachteil des Testsystems ist eine mangelnde Selektivität gegenüber Thiolen. Der Farbstoff reagiert sowohl mit kleinen Thiolen, wie z. B. GSH, als auch mit proteingebunden Thiolen, so dass lediglich eine Aussage über den Gesamtstatus an Thiolen gemacht werden kann. Eine Konzentrationsangabe von GSH ist jedoch nicht möglich, da nur eine relative Veränderung gegenüber der Kontrolle gemessen werden kann. Die Effekte auf die zelluläre GSH-Konzentration können tendenziell unterschätzt werden, wenn die Gesamtfluoreszenz als Index verwendet wird. Die Anwendung der aufwendigeren DTNB-Methode (Dithionitrobenzoic-Acid, Suzuki et al. 1990) hätte z. B.

den Vorteil, dass sie durch die Enzymkatalyse spezifisch für GSH und GSSG wäre. Damit ließe sich sowohl der Anteil an Gesamtglutathion wie auch das oxidierte Glutathion (GSSG) bestimmen. Als Vorteil der MBBr-Methode ist jedoch die spontane Reaktion des Farbstoffes mit GSH und die damit verbundene praktische Anwendung zu sehen, es bedarf keiner Katalysatoren, das MBBr reagiert unter Abgabe von wasserstoffprotoniertem Brom (HBr) zum Biman-S-Glutathion.

Zur Messung der Bildung von ROS wurde der DCFH-DA-Assay gewählt, welcher ein häufig verwendeter und gut dokumentierter Fluoreszenztest zur Detektion von ROS ist (LeBel et al. 1992). Als Nachteil des Tests wurde von mehreren Autoren berichtet, dass der Test nicht vollständig photostabil sei (Marchesi et al. 1999, Rota et al. 1999, Afzal et al. 2003).

Der Farbstoff reagiert nicht spezifisch mit einer bestimmten reaktiven Sauerstoffspezies, vielmehr stellt er einen Detektor für eine Reihe oxidierender Reaktionen dar (Hempel et al. 1999). Im Gegensatz zum Hydroxyl-Radikal kann Wasserstoffperoxid das DCFH nicht direkt zu DCF oxidieren. Dazu ist die Anwesenheit von Peroxidase (Rota et al. 1999) notwendig. Der DCFH-DA-Assay bietet also die Möglichkeit, den Redoxstatus der Zelle zu erfassen und die Modulation von ROS unter physiologischen Bedingungen zu untersuchen. Er lässt jedoch keine Aussage zu, welche Art von ROS im Testsystem vorliegen.

Im letzten Teil der vorliegenden Arbeit wurde die Bildung von ROS und die Auswirkung auf die GSH-Konzentration der Zellen durch die Kombination TEGDMA und CQ über 90 min bestimmt. Da die gleichzeitige Zugabe beider Materialien zu keinen synergistischen Auswirkungen auf die ROS-Bildung und den GSH-Gehalt der Zellen führte (Versuchsansatz A, Kap. 3.5.1) wurden im Versuchsansatz B die Zellen 90 min mit TEGDMA vorbehandelt, um vor der CQ-Behandlung zunächst den zellulären GSH-Gehalt mit TEGDMA zu senken. Anschließend wurden die Zellen mit CQ über 90 min inkubiert (Versuchsansatz B, Kap. 3.5.2). Insgesamt induzierte die Behandlung in beiden Versuchsansätzen über 90 min respektive 180 min im Vergleich zur Einzelbehandlung weder synergistische Effekte in der Senkung der GSH-Konzentration noch in der Bildung von ROS.

Ein Vergleich mit Ergebnissen aus der Literatur zeigt, dass die ROS-Bildung der CQ-Einzelbehandlung bei den hier verwendeten HGF als niedrig eingestuft werden kann. Engelmann et al. (2005) konnten bei HGF und 90 min Inkubation von 2,5 mM CQ eine ROS-Bildung in Höhe von ca. 400 % zur Kontrolle nachweisen. Volk et al. (2009) zeigten bei HGF und 3 h Inkubation mit 2,5 mM CQ eine gesteigerte ROS-Bildung von ca. 4000 % zur

Kontrolle. Diese Unterschiede kommen möglicherweise durch die unterschiedlichen Versuchsbedingungen in den Studien zustande. Es könnte sein, dass die Testsubstanzen, hier CQ, eine unterschiedliche Chargenstabilität aufweisen. Des Weiteren ist die Reaktion der Zellen auf den xenobiotischen Reiz durch die einzelnen Biopsien unterschiedlich. Und letztendlich können die unterschiedliche Anheftungszeit (AHZ) der Zellen (Engelmann et al. (2005); AHZ: 48 h; Volk et al. (2009); AHZ: 24 h, vorliegende Arbeit; AHZ: 48 h) und die daraus resultierende Zelldichte eine Rolle spielen.

Interessanterweise löste die TEGDMA-Einzelbehandlung bei HGF in beiden Versuchsansätzen keine erhöhte ROS-Bildung im Vergleich zur Kontrolle aus. Dies bestätigt Ergebnisse von Engelmann et al. (2005). Ein Vergleich der Ergebnisse der 24-h-Behandlung mit der 90-min-Behandlung (Versuchsansatz A) der Kombination von TEGDMA und CQ zeigt, dass eine um ca. 100 % höhere GSH-Senkung über 24 h bei den zwei höchsten Konzentrationen der Einzel- und der Kombinationsbehandlung statt gefunden hat. Vermutlich ist das GSH-Redox-Abwehrsystem der Zellen in dem Zeitraum von 90 min noch intakt und der zytotoxische Reiz durch die Monomere kann abgefangen werden. Dies ist im Kontrast zu einer Studie von Stanislawski et al. (2003), welche einen frühen (15-30 min) und einen späten (3-4 h) Effekt von TEGDMA nachweisen konnten. Die Arbeitsgruppe vermutete, dass in der frühen Phase hauptsächlich die GSH-Senkung, welche mit einem hohen Verbrauch von Energie (ATP) einhergeht, die Hauptrolle spielen könnte. Dieser Energieverbrauch wird wahrscheinlich durch Aktivierung von Detoxifikationsprozessen induziert (Engelmann et al. 2001). In der späten Phase könnten, aufgrund des Anstiegs von ROS in der Zelle, eine durch Eisen katalysierte Lipidperoxidation, die Kollabierung des Mitochondrienmembranpotenzials und eine erhöhte Membranpermeabilität sowie die LDH-Freisetzung stattfinden. Insgesamt konnten jedoch in der vorliegenden Arbeit über 90 min respektive 180 min unabhängig von einer gleichzeitigen bzw. nacheinander durchgeführten Inkubation keine interaktiven Effekte durch die Kombination von TEGDMA und CQ bei HGF beobachtet werden.

4.5 Schlussfolgerung und Ausblick

Die in dieser Arbeit gewonnenen Erkenntnisse machen deutlich, dass von zahnärztlichen Füllungsbestandteilen ein nicht unerhebliches Risikopotenzial ausgehen kann. Obwohl diese Substanzen für sich allein genommen teilweise nur mindertoxisch wirken, besteht die Möglichkeit, dass sich toxische Zellreaktionen durch synergistische Interaktionen von Kompositbestandteilen verstärken. Da heutige Komposite eine lange Liegedauer aufweisen können, sind insbesondere chronische Schäden auch bei mindertoxischen Substanzen in der Mundhöhle nicht ausgeschlossen. Chronische Schäden können sich an den umliegenden Geweben einer Füllung z. B. in einer Gingivitis, einer lichenoiden Reaktion oder einer Pulpitis äußern. Dass Zellschaden verursacht wird, wenn über einen längeren Zeitraum das Abwehrsystem der Zelle durch ein Xenobiotikum erschöpft ist und dann ein weiterer Reiz z. B. durch H_2O_2, Ethanol oder Monomere hinzukommt, ist mehrfach gezeigt worden. Es bedarf jedoch noch weiterer Untersuchungen, um die zugrunde liegenden Mechanismen zu klären und zu verstehen.

Damit das Risikopotenzial von zahnärztlichen Füllungswerkstoffen präziser bestimmt werden kann, sollten Testverfahren entwickelt werden, die Informationen über den biochemischen Wirkmechanismus der Testsubstanzen geben. Die in dieser Arbeit verwendeten Testsysteme eignen sich dazu. Jedoch sollte bei Untersuchungen mit dem Initiator CQ penibel auf eine unbeabsichtigte Reaktion mit Tageslicht geachtet werden. Des Weiteren sollte ausgeschlossen werden können, dass Reaktionen der Monomere untereinander stattfinden. Dass interaktive Effekte zwischen (Ko-)Monomeren und Additiva von Kompositen einen Einfluss auf das zytotoxische Potenzial haben, ist mit dieser Arbeit bestätigt worden. Darauf aufbauend sind weitere Untersuchungen notwendig, um die klinische Bedeutung solcher Interaktionen abschließend beurteilen zu können. Beim klinischen Einsatz sollte bei der Verarbeitung von Kunststoff-Füllmaterialien auf folgende Dinge besonders acht gegeben werden: Keine direkte Überkappung der Pulpa mit diesen Materialien (geeigneter Pulpaschutz in der tiefen Kavität), Schicht bzw. Inkrementtechnik, ausreichend lange Polymerisationszeiten und die Vermeidung von Haut-Handschuh-Kontakt. Bei nachgewiesener allergischer Disposition auf Kompositkunststoffe und Bestandteile von Dentinadhäsiven dürfen diese Materialien nicht verwendet werden. Stehen lichenoide Reaktionen an der Mundschleimhaut in direktem Zusammenhang mit einem Kunststoff-Füllmaterial, so sollte das Restaurationsmaterial durch einen anderen Werkstoff ersetzt werden. Abschließend lässt sich sagen: Nachdem Amalgam in den letzten Jahren aufgrund seines Quecksilbergehaltes immer mehr in die Kritik geraten ist, hat auch die Diskussion über die Biokompatibilität von alternativen Füllungsmaterialien wie Kunststoffen, Keramiken oder (Gold-)Legierungen zugenommen. Wie bei Arzneimitteln kann auch bei Medizinprodukten ein gewisses Risiko von Nebenwirkungen („Restrisiko") nie ganz ausgeschlossen werden. Nach heutigem Kenntnisstand besteht aber bei keinem der von der Deutschen Gesellschaft für Zahnerhaltung empfohlenen Füllungsmaterialien ein nicht vertretbares Risiko (Hickel et al. 2005).

5 Zusammenfassung

Nur wenige Daten sind über die Zytotoxizität von eluierbaren Kompositbestandteilen in Kombination bekannt. So lag der Fokus der vorliegenden Arbeit auf der Untersuchung von interaktiven Effekten, die durch die Kombination dreier häufig verwendeter Kompositbestandteile (TEGDMA, Bis-GMA, CQ) bei humanen Gingivafibroblasten (HGF) ausgelöst werden können. Die HGF, welche als primäre Zielzellen der Substanzen gelten, wurden in 96-*well*-Platten für 24 h / 48 h gezüchtet und mit verschiedenen Konzentrationen über 90 min, 24 h und 72 h unter direktem Kontakt mit dem Behandlungsmedium inkubiert. Die Zytotoxizität wurde mit Hilfe verschiedener Assays (dem PI-Assay, SRB-, Bradford- und LDH-Test) bestimmt. Die intrazellulare GSH-Konzentration wurde mit dem Fluoreszenz-Assay Monobrombiman (MBBr) und die Bildung reaktiver Sauerstoffspezies (ROS) mit dem Fluoreszenz-Assay 2'-7'-Dichlorodihydrofluorescin (DCFH) gemessen und zur Zellzahl korreliert. Zur statistischen Auswertung wurde die Varianzanalyse (ANOVA) mit nachfolgendem Tukey-Test herangezogen. Der Signifikanz-Bereich wurde bei $p < 0,05$ definiert. Die Kompositbestandteile zeigten eine konzentrationsabhängige Zytotoxizität. Die Ergebnisse der Einzelbehandlung über 24 h ergaben folgendes Ranking: Bis-GMA >> TEGDMA > CQ. Die Kombination von TEGDMA und CQ zeigte keinen Synergismus in der zytotoxischen Wirkung über die drei Inkubationszeiträume (90 min, 24 h, 72 h). Jedoch konnten signifikant interaktive Effekte der Zytotoxizität bei der Kombinationsbehandlung TEGDMA und Bis-GMA nachgewiesen werden. Im Vergleich zur Einzelbehandlung konnten die Effekte, die zu einer Zytotoxizitätssteigerung führten, in einem langen (72 h) und einem kurzen (24 h) Inkubationszeitraum beobachtet werden. Zudem konnte mit der Bestimmung der intrazellularen GSH-Konzentration über 24 h Inkubationszeit eine signifikante GSH-Senkung durch TEGDMA und Bis-GMA in Kombination nachgewiesen werden. Mit Hilfe der Messung der ROS-Bildung über 90 min konnten keine zusätzlichen Informationen zur Ursache der Zytotoxizitätssteigerung durch die Kombination gewonnen werden. Mit den Ergebnissen der vorliegenden Arbeit kann davon ausgegangen werden, dass TEGDMA und Bis-GMA in Kombination interaktives Potenzial auf die Zytotoxizität und den intrazellularen GSH-Gehalt besitzen.

6 Literaturverzeichnis

Achanta G, Huang P.: Role of p53 in sensing oxidative DNA damage in response to reactive oxygen species-generating agents.
Cancer Res 64 (17):6233-9 (2004)

Afzal M, Matsugo S, Sasai M, Xu B, Aoyama K, Takeuchi T.: Method to overcome photoreaction, a serious drawback to the use of dichlorofluorescin in evaluation of reactive oxygen species.
Biochem Biophys Res Commun 16;304 (4):619-24 (2003)

Arechabala B, Coiffard C, Rivalland P, Coiffard LJM, de Roeck-Holtzhauer Y.: Comparison of cytotoxicity of various surfactants tested on normal human fibroblast cultures using the neutral red test MTT assay and LDH release.
J Appl Toxicol 3:163-5 (1999)

Atsumi T.: Cytotoxicity of photosensitiziers camphorquinone and 9-fluorenone with visible light irradation on human submandibular-duct cell line *In vitro*.
Arch Oral Biol 43:73-81 (1998)

Atsumi T, Iwakura I, Fujisawa S, Ueha S.: The production of reactive oxygen species by irradiated camphoroquinone-related photosensitizers and their effect on cytotoxicity.
Arch Oral Bio 46: 391-401 (2001).

Atsumi T, Ishihara M, Kadoma Y, Tonosaki K, Fujisawa S.: Comparative radical production and cytotoxicity induced by camphorquinone and 9-fluorenone against human pulp fibroblasts.
J Oral Rehabil 31(12):1155-64 (2004)

Behr M, Rosentritt M.: Zemente in der Zahnmedizin.
Quintessenz 54 (8):829-837 (2003)

BfArM (Bundesinstitut für Arzneimittel und Medizinprodukte): Amalgame in der zahnärztlichen Therapie-Eine Informationsschrift des Bundesgesundheitsamtes.
ISBN 3-89254-129-9 (1992)

Bouillaguet S, Wataha JC, Hanks CT, Ciucchi B, Holz J.: In vitro cytotoxicity and dentin permeability of HEMA.
J Endod 22(5):244-8 (1996)

Bouillaguet S., Virgillito M., Wataha J., Ciucchi B., Holz J.: The influence of dentin permeability on cytotoxicity of four dentine bonding systems, *in vitro*.
J Oral Reha 25:45-51 (1998)

Bouillaguet S, Wataha JC.: Future directions in bonding resins to the dentine-pulp complex.
J Oral Rehabil 31(4):385-92 Review (2004)

Bowen RL.: Properties of a silica-reinforced polymer for dental restorations.
J Am Dent Assoc 66:57-64 (1963)

Bradford MM.: A rapid and sensitive method for the quantitation of microgram quantities of protein utilizing the principle of protein-dye binding.
Anal Biochem 72:248-54 (1976)

Briviba K., Fraser G., Sies H., Ketterer B.: Distribution of the monochlorobimane-glutathion conjugate between nucleus and cytosol in isolated hepatocytes.
Biochem J 294, 631-633 (1993)

Cai H, Harrison DG.: Endothelial dysfunction in cardiovascular diseases: the role of oxidant stress.
Circ Res 10, 87(10):840-4. Review (2000)

Caughman WF, Caughman GB, Shiflett RA, Rueggeberg F, Schuster GS.: Correlation of cytotoxicity, filler loading and curing time of dental composites.
Biomaterials Oct 12(8):737-40 (1991)

CEN/TC 206: Biological evaluation of medical devices
European Committee of Standardization EN 30993 (2008)

Chang MC, Lin LD, Chan CP, Chann HH, Chen LI, Lin HJ, et al.: The effect of BisGMA on cyclooxgenase-2 expression, PGE2 produktion and cytotoxicity via oxygen species-and MEK/ERK-depent and independent pathways. Biomaterials 30 (25):4070-4077 (2009)

Chen L, Schärer P.: Komposit-Zemente/Dentinhaftmittel, Zemente und zementieren.
Ein klinisches Kompendium. Teil I: 29 (1996)

Chevion S, Chevion M.: Antioxidant status and human health. Use of cyclic voltammetry for the evaluation of the antioxidant capacity of plasma and of edible plants.
Ann N Y Acad Sci 899:308-25 Review (2000)

Colussi C., Albertini M. C., Coppola S., Rovidati S., Galli F., Ghibelli L.:
H_2O_2-induced block of glycolysis as an active ADP-ribosylation reaction protecting cells from apoptosis.
FASEB Journal 14:2266-2276 (2000)

Compton, S. J., Jones, C. G.:
Mechanism of dye response and interference in the Bradford protein assay.
Anal Biochem Bd. 151, S. 369–374 (1985)

Condon JR, Ferracane JL.: In vitro wear of composite with varied cure, filler level, and filler treatment.
J Dent Res 76(7):1405-11 (1997)

Datar RA., Rueggeberg FA., Caughman GB., Wataha JC., Lewis JB., Schuster GS.:
Effects of sub-toxic concentrations of camphorquinone on cell lipid metabolism.
J Biomater Sci Polym Ed 16(10):1293-302 (2005)

Dickinson DA, Forman HJ.: Glutathione in defense and signaling: lessons from a small thiol.
Ann N Y Acad Sci 973:488-504 Review (2002)

Dickinson DA., Moellering DR., Iles KE., Patel RP., Levonen AL., Wigley A., et al.: Cytoprotection against Oxidative Stress and the Regulation of Glutathione Synthesis.
Biol Chem 384:527-537 (2003)

DIN EN ISO 7405 (CEN/TC 206)
Zahnheilkunde - Beurteilung der Biokompatibilität von in der Zahnheilkunde verwendeten Medizinprodukten
(ISO 7405:2008)

Dröge W.: The plasma redox state and ageing.
Ageing Res Rev 1(2):257-78 Review (2002)

Eckhardt A, Harorli T, Limtanyakul J, Hiller KA, Bosl C, Bolay C, et al.: Inhibition of cytokine and surface antigen expression in LPS-stumulated murine macrophages bey triethylene glycol dimethacxrylate.
Biomaterials 30: 1665-1674 (2009a)

Eckhardt A, Gerstmayr N, Hiller KA, Bolay C, Waha C, Spagnuolo G, et al..: TEGDMA-induced oxidative DNA damage and activation of ATM and MAP kinases.
Biomaterials 30: 2006-2014 (2009b)

Eckhardt A, Müller P, Hiller KA, Krifka S, Bolay C, Spagnuolo G, et al.: Influence of TEGDMA on the mammalian cell cycle in comparison with chemotherapeutic agents.
Dental Materials 26: 231-241 (2010)

Elliott JE., Lovell LG., Bowman CN.: Primary cyclization in the polymerization of bis-GMA and TEGDMA: a modelling approach to understanding the cure of dental resins.
Dent Mat 17:221-229 (2001)

EN ISO-10993-1
Biological evaluation of medical devices - Part 1: Evaluation and testing within a risk management process
(ISO 10993-1:2009)

EN ISO-10993-3
Biological evaluation of medical devices - Part 3: Tests for genotoxicity, carcinogenicity an reproductive toxicity
(ISO 10993-3:2009)

EN ISO-10993-5
Biological evaluation of medical devices - Part 5: Tests for in vitro cytotoxicity
(ISO 10993-5:2009)

Engelmann J., Leyhausen G., Leibfritz D., Geurtsen W.: Metabolic Effects of dental resin components in vitro detected by NMR spectroscopy.
J Dent Res 80:869-75 (2001)

Engelmann J., Leyhausen G., Leibfritz D., Geurtsen W.: Effect of TEGDMA on the Intracellular Glutathione Concentration of Human Gingival Fibroblasts.
J Biomed Mater Res 63:746-51 (2002)

Engelmann J., Staperfeld O., Leyhausen G., Geurtsen W.: ROS-formation in pulp fibroblasts by TEGDMA, camphorchinone and hydrogen peroxide.
J Dent Res 82 (Spec Iss B):917 (2003)

Engelmann J., Janke V., Volk J., Leyhausen G., von Neuhoff N., Schlegelberger B., Geurtsen W.:
Effects of BisGMA on glutathione metabolism and apoptosis in human gingival fibroblasts *in vitro*.
Biomaterials 25:4573-80 (2004)

Engelmann J., Volk J., Leyhausen G., Geurtsen W.: ROS formation and glutathione levels in human oral fibroblasts exposed to TEGDMA and camphorquinone.
J Biomed Mater Res B Appl Biomater 75(2):272-6 (2005)

Ferracane JL., Condon JR.: Rate of elution of leachable components from composites.
Dent Mater 6:282-7 (1990)

Ferracane JL.: Elution of leachable components from composites.
J Oral Rehabil 21(4): 441-52 (1994)

Ferracane JL.: Current trends in dental composites.
Crit Rev Oral Biol Med 6:302-319 (1995)

Finer Y., Santerre JP.: Biodegradation of a dental composite by esterases: dependence on enzyme concentration and specificity.
J Biomater Sci Polym Ed 14(8):837-49 (2003)

Finer Y., Santerre JP.: Salivary Esterase Activity and its Association with the Biodegradation of Dental Composites.
J Dent Res 83(1):22-26 (2004)

Fountoulakis M, Juranvill JF, Manneberg M.: Comparison of the Coomassie brilliant blue, bicinchoninic acid and Lowry quantitation assays, using non-glycosylated and glycosylated proteins
J Biochem Biophys Methods 24, 265-274 (1992)

Freidig A, Hofhuis M, Van Holstijn I, Hermens J.:
Glutathione depletion in rat hepatocytes: a mixture toxicity study with alpha, beta-unsaturated esters.
Xenobiotica 31(5):295-307 (2001)

Fujisawa S., Kadoma Y., Masuhara E.: A calorimetric study of the interaction of synthetic phospholipid liposomes with vinyl monomers, acrylates and methacrylates.
J Biomed Mater Res 18:1105-1114 (1984)

Fujisawa S., Kadoma Y., Komoda Y.: H and C NMR studies of the interaction of eugenol, phenol and triethylenglycol-dimethacrylate with phospholipid liposomes as a model for odontoblast membranes.
J Dent Res 67:1438- 41 (1988)

García AD., Lozano MAM., Vila JC., Escribano AB., Galve PF.: Composite resins. A review of the materials and clinical indications.
Med Oral Pathol Oral Cir Bucal 11:E215-20 (2006)

Geraldi S., Perdigao J.: Mikroleakage of a New Restorative System in Posterior Teeth.
J Dent Res 81:1276 (2003)

Geurtsen W., Schoeler U.: A 4-year retrospective clinical study of class I and class II composite restorations.
J Dent 3: 229-232 (1997)

Geurtsen W.: Substances released from dental composite resins and glass ionomer-cements.
Eur J Oral Sci 106:687-695 (1998)

Geurtsen W., Spahl W., Leyhausen G.: Residual monomer/additive release and variability in cytotoxicity of light-curing glass ionomer cements and compomers.
J Dent Res 77:2012-2019 (1998) (a)

Geurtsen W., Lehmann F., Spahl W., Leyhausen G.: Cytotoxicity of 35 composite monomers/additives in permanent 3T3- and three human oral primary fibroblast cultures.
J Biomed Mater Res 41: 474-480 (1998) (b)

Geurtsen W, Spahl W, Leyhausen G.: Variability of cytotoxicity and leaching of substances from four light-curing pit and fissure sealants.
J Biomed Mater Res 44: 73-77 (1999) (a)

Geurtsen W, Spahl W, Müller K., Leyhausen G.: Aqueous extracts from dentin adhesives contain cytotoxic chemicals.
J Biomed Mater Res 48: 772-777 (1999) (b)

Geurtsen W.: Biocompatibility of resin-modified filling materials.
Crit Rev Oral Biol Med 11: 333-355 (2000)

Geurtsen W., Leyhausen G.: Chemical- biological interactions of the resin monomer triethyleneglycol-dimethacrylate (TEGDMA).
J Dent Res 80(12):2046-50 Review (2001)

Geurtsen W.: Toxicology of Dental Materials and "Clinical Experience".
J Dent Res 82(7): 500 (2003)

Goldberg M.: In vitro and in vivo studies on the toxicity of dental resin components: a review
Clin Oral Invest 12:1-8 (2008)

Hamid A, Hume WR.: Diffusion of resin monomers through human carious dentin in vitro.
Endod Dent Traumatol 13(1):1-5 (1997)

Hamid A, Okamoto A, Iwaku M, Hume WR.: Component release from light-activated glass ionomer and compomer cements.
J Oral Rehabil 25(2):94-9 (1998)

Hanks CT, Strawn SE, Wataha JC, Craig RG.: Cytotoxic effects of resin components on cultured mammalian fibroblasts.
J Dent Res 70(11):1450-5 (1991)

Hanks CT, Wataha JC, Parsell RR, Strawn SE, Fat JC.: Permeability of biological and synthetic molecules through dentine.
J Oral Rehabil 21(4):475-87 (1994)

Hanks CT, Wataha JC, Sun Z.: In vitro models of biocompatibility: a review.
Dent Mater 12(3):186-93 (1996)

Hansel C.: Einfluß von Kunststoffmonomeren und-polymeren auf orale porkaryonte und eukaryonte Zellsysteme.
vorgelegte Dissertation, Hannover (1997)

Haugland RP.: Nucleic acid detection and genomics technology.
In: Gregory J, Spence MTZ editors. Handbook of fluorescent probes and research products. 9th ed. Eugene: molecular Probes; p-265-85 (2002)

Hayes JD, Flanagan JU, Jowsey IR.: Glutathione transferases.
Annu Rev Pharmacol Toxicol 45:51-88 Review (2005)

Heil J, Reifferscheid G, Waldmann P, Leyhausen G, Geurtsen W.: Genotoxicity of dental materials.
Mutat Res 368(3-4):181-94 (1996)

Hempel SL, Buettner GR, O'Malley YQ, Wessels DA, Flaherty DM.: Dihydrofluorescein diacetate is superior for detecting intracellular oxidants: comparison with 2',7'-dichlorodihydrofluorescein diacetate, 5(and 6)-carboxy-2',7'-dichlorodihydrofluorescein diacetate, and dihydrorhodamine 123.
Free Radic Biol Med 27(1-2):146-59 (1999)

Hensten-Pettersen A, Helgeland K.
Sensitivity of different human cell lines in the biologic evaluation of dental resin-based restorative materials.
Scand J Dent Res 89:102-7 (1981)

Hickel R, Ernst HP, Haller B, Hugo B, Kunzelmann KH, Merte K, et al..: Stellungsnahme DGZ und DGZMK: Kompositrestaurationen im Seitenzahnbereich
DZZ 66 (10) (2005)

Issa D., Watts D.C., Brunton P.A., Waters C.M., Duxbury A.J.: Resin composite monomers alter MTT and LDH activity of human gingival fibroblasts *in vitro*.
Dental Materials 20:12-20 (2004)

Jaffer F., Finer F., Santerre JP.: Interactions between resin monomers and commercial composites resin with human saliva derived esterases.
Biomaterials 23:1707-19 (2002)

Janke V, von Neuhoff N, Schlegelberger B, Leyhausen G, Geurtsen W.: TEGDMA causes apoptosis in primary human gingival fibroblasts.
J Dent Res 82(10):814-8 (2003)

Jösch C., Sies H., Akerboom TPM.: Hepatic mercapturic acid formation: Involvement of cytosolic Cystein Glycin S-Conjugate dipetidase activity.
Biochem Pharmacol 56, 763-771 (1998)

Jones LJ., Singer VL.: Fluorescence microplate-based assay for tumor necrosis factor activity using SYTOX green stain.
Anal Biochem 293:8-15 (2001)

Kang DH.: Oxidative stress, DNA damage, and breast cancer.
AACN Clin Issues 13(4):540-9 Review (2002)

Kostoryz EL, Eick JD, Glaros AG, Judy BM, Welshons WV, Burmaster S, Yourtee DM.: Biocompatibility of hydroxylated metabolites of BISGMA and BFDGE.
J Dent Res 82(5):367-71 (2003)

Larsen IB., Freund M., Munksgaard EC.: Change in surface hardness of BisGMA/TEGDMA polymer due to enzymatic action.
J Dent Res 71:1851-53 (1992)

LeBel CP., Ischiropoulos H., Bondy SC.: Evaluation of the probe 2´,7´-dichlorofluorescin as an indicator of reactive oxygen species formation and oxidative stress.
Chem Res Toxicol 5:227-231 (1992)

Lee SY, Huang HM, Lin CY, Shih YH.: Leached components from dental composites in oral simulating fluids and the resultant composite strengths.
J Oral Rehabil 25(8):575-88 (1998)

Lee DH,Lim BS, Lee YK, Ahn SJ, Yang HC.: Involvement of oxidative stress in mutagenicity and apoptosis caused by dental resin monomers in cell cultures.
Dent Mater 22(12):1086-1092 (2006)

Lefeuvre M., Bourd K., Loriot M. A., Goldberg M., Beaune P., Perianin A., Stanislawski L.:
TEGDMA Modulates Glutathione Transferase P1 Activity in Gingival Fibroblasts.
J Dent Res 83(12):914-19 (2004)

Lefeuvre M, Amjaad W, Goldberg M, Stanislawski L.:
TEGDMA induces mitochondrial damage and oxidative stress in human gingival fibroblasts.
Biomaterials 26(25):5130-7 (2005)

Lehmann F.: Comparative cell culture studies of the cytotoxicity of composite resin components.
DZZ 48: 651-653 (1993)

Levonen AL, Landar A, Ramachandran A, Ceaser EK, Dickinson DA, Zanoni G, et al.: Cellular mechanisms of redox cell signalling: role of cysteine modification in controlling antioxidant defences in response to electrophilic lipid oxidation products.
Biochem J 1:378(Pt 2):373-82 (2004)

Leyhausen G.: Das gentoxische Potenzial von Kompositbestandteilen.
D ZZ 50: 134 (1995)

Marchesi E., Rota C., Fann YC., Chignell CF., Mason RP.: Photoreduction of the fluorescent dye 2'-7'-dichlorofluorescein: a spin trapping and direct electron spin resonance study with implications for oxidative stress measurements. Free Radical Biol Med 26:148-61 (1999)

Masuki K, Nomura Y, Bhawal UK, Sawajiri M, Hirata I, Nahara Y, et al.:
Apoptotic and necrotic influence of dental resin polymerzation initiators in human gingival fibroblasts cultures.
Dent Mater J 26(6): 861-9 (2007)

Mathers J, Fraser JA, McMahon M, Saunders RD, Hayes JD, McLellan LI.:
Antioxidant and cytoprotective responses to redox stress.
Biochem Soc Symp (71):157-76 Review (2004)

Mazzaoui SA, Burrow MF, Tyas MJ, Rooney FR, Capon RJ.: Long-term quantification of the release of monomers from dental resin composites and a resin-modified glass ionomer cement.
J Biomed Mater Res 63(3):299-305 (2002)

McCarthy TJ., Hayes EP., Schwartz CS., Witz G.: The reactivity of selected acrylate esters toward glutathione and desoxyribonucleosides *in vitro*: structure-activity relationships.
Fundam Appl Toxicol 22:543-48 (1994)

McCarthy TJ., Witz G.: Structure-activity relationship in the hydrolysis of acrylate and methacrylate esters by carboxylesterase *in vitro*.
Toxicology 116:153-158 (1997)

Medizinproduktegesetz (MPG): Gesetz über Medizinprodukte
Bundesministerium der Justiz: Ausfertigungsdatum 02.8.1994, Neufassung 07.8.2002, zuletzt geändert 29.7.2009

Meister A.: Glutathione, ascorbate, and cellular protection.
Cancer Res 54 (Suppl):1969-1975 (1994)

Meister A.: Glutathione Metabolism.
Methods in Enzymology Vol 251:3-7 (1995) (a)

Meister A.: Mitochondrial changes associated with glutathione deficiency
Biochemica et Biophysica Acta 1271:35-42 (1995) (b)

Milne L, Nicotera P, Orrenius S, Burkitt MJ.: Effect of glutathione and chelating agents on copper-mediated DNA oxidation: pro-oxidant and antioxidant properties of glutathione
Arch Biochem Biophys. 304(1): 102-109 (1993)

Moharamzadeh K, Van Noort R, Brook IM, Scutt AM. Cytotoxcity of resin monomers on human gingival fibroblasts and HaCat keratinocytes.
Dent Mater 23: 40-44 (2007)

Müller H., Olsson S., Söderholm KJ.: The effect of comonomer composition, silane heating, and filler type on aqueous TEGDMA leachability in model resin composites.
Eur J Oral Sci 105 (4): 362-8 (1997)

Noda M, Wataha JC, Kaga M, Lockwood PE, Volkmann KR, Sano H.: Components of dentinal adhesives modulate heat shock protein 72 expression in heat-stressed THP-1 human monocytes at sublethal concentrations.
J Dent Res 81(4):265-9 (2002)

Noda M, Wataha JC, Lewis JB, Kaga M, Lockwood PE, Messer RL, Sano H.:
Dental adhesive compounds alter glutathione levels but not glutathione redox balance in human THP-1 monocytic cells.
J Biomed Mater Res B Appl Biomater 73(2):308-14 (2005)

Nomura Y, Teshima W, Kawahara T, Tanak N, Ishibashi M, et al.:
Gentoxicity of dental resin polymerization initiators in vitro.
J Mater Sci Mater Med 17(1): 29-32 (2006)

Örtengren U.: On composite resin materials-degradation, erosion and possible adverse effects in dentists.
Swed Dent J 141 (Suppl):1-61 (2000)

Örtengren U, Wellendorf H, Karlsson S, Ruyter IE.: Water sorption and solubility of dental composites and identification of monomer released in an aqueous enviroment.
J Oral Rehabil 28 (12): 1106-15 (2001)

Øysǽd H.: Water sorption and filler characteristics of composites for use in posterior teeth
J Dent Res 67: 1289-1294 (1986)

Pagoria D, Lee A, Geurtsen W.: The effect of camphorquinone (CQ) and CQ-related photosensitizers on the generation of reactive oxygen species and the production of oxidative DNA damage.
Biomaterials 26: 4091-99 (2005)

Pagoria D, Geurtsen W.: The effect of N-acetyl-L-cysteine and ascorbic acid on visible-light-irradiated champorquinone/N,N-dimethy-p-toluidine-induced oxidative stress in two immortalized cell lines.
Biomaterials 26:6136 42 (2005)

Park Y-J., Chae K-H., Rawls HR.: Development of a new photoinitiation system for dental light-curing composite resins.
Dent Mater 15:120-7 (1999)

Pastore A, Federici G, Bertini E, Piemonte F.: Analysis of glutathione: implication in redox and detoxification.
Clin Chim Acta 333(1):19-39 Review (2003)

Patel SS, Walt DR.: Acetyl coenzyme A synthetase catalyzed reactions of coenzyme A with alpha, beta-unsaturated carboxylic acids.
Anal Biochem 170(2):355-60 (1988)

Pereira JC, Segala AD, Costa CA.: Human pulpal response to direct pulp capping with an adhesive system.
Am J Dent 13(3):139-47 (2000)

Peutzfeldt A.: Resin composites in dentistry: the monomer systems.
Eur J Oral Sci. 1997 105(2): 97-116 (1997)

Raffray M, Cohen GM.: Apoptosis and necrosis in toxicology: a continuum or distinct modes of cell death?
Pharmacol Ther 75(3):153-77 Review (1997)

Ratanasathien S., Wataha JC., Hanks CT., Dennison JB.: Cytotoxic interactive effects of dentin bonding components on mouse fibroblasts.
J Dent Res 74: 1602-1606 (1995)

Redlich M, Harary D, Shoshan S.: Gingival response to a new multipurpose dental adhesive: a histologic study in dogs.
J Proth Dent 76:379-385 (1996)

Reichl FX, Durner J, Mückter H, Elsenhans B, Forth W, Kunzelmann KH, et al.: Effect of dental materials on gluconeogenesis in rat kidney tubules.
Arch Toxicol 73:381-86 (1999)

Reichl FX, Walther UI, Durner J, Kehe K, Hickel R, Kunzelmann KH, et al.: Cytotoxicity of dental composite components and mercury compounds in lung cells.
Dent Mat 17: 95-101 (2001) (a)

Reichl FX., Durner J., Hickel R., Kunzelmann KH., Jewett A., Wang MY.: Distribution and excretion of TEGDMA in guinea pigs and mice.
J Dent Res 80: 1412-1415 (2001) (b)

Reichl FX, Esters M, Simon S, Seiss M, Kehe K, Kleinsasser N, et al.:
Cell death effects of resin-based dental material compounds and mercurials in human gingival fibroblasts.
Arch Toxicol 80(6):370-7 (2006) (a)

Reichl FX, Simon S, Esters M, Seiss M, Kehe K, Kleinsasser N, Hickel R.: Cytotoxicity of dental composite (co)monomers and the amalgam component Hg(2+) in human gingival fibroblasts.
Arch Toxicol 80(8):465-72 (2006) (b)

Roche, LDH-Cytotoxicity-Kit, Instruction Manual
Version 6, May (2004)

Rota C., Chignell CF., Mason RP.: Evidence for free radical formation during the oxidation of $2'$-$7'$-Dichlorofluorescin to the fluorescent Dye $2'$-$7'$-Dichlorofluorescein by horseradish Peroxidase: Possible Implication for oxidative Stress Measurements.
Free Rad. Biology & Med. Vol.27: Nos 7/8 pp.873-881 (1999)

Santerre JP, Shajii L, Tsang H.: Biodegradation of commercial dental composites by cholesterol esterase.
J Dent Res 78(8):1459-68 (1999)

Santerre JP, Shajii L, Leung BW.: Relation of dental composite formulations to their degradation and the release of hydrolyzed polymeric-resin-derived products.
Crit Rev Oral Biol Med 12(2):136-51 (2001)

Sapan CV., Lundblad RL., Price NC.: Calorimetic protein assay techniques (Review).
Biotechnol Appl Biochem 29: 99-108 (1999)

Schmalz G.: Use of cell cultures for toxicity testing of dental materials – advantages and limitations.
J Dent (Suppl 2) 22:6-11 (1994)

Schmalz G.: Concepts in biocompatibility testing of dental restorative materials.
Clin Oral Invest 1:154-62 (1997)

Schmalz G, Schweikl H, Hiller K.: Release of Prostaglandin E2, IL-6 and IL-8 in human oral epithelial culture models after exposure to compounds of dental materials.
Eur J Oral Sci 108:442-448 (2000)

Schmalz G.: Material science: biological aspects
J Dent Res. 81(19): 660-663 (2002)

Schmalz G, Arenholt-Bindslev D: Biokompatibilität zahnärztlicher Werkstoffe
Elsevier Urban & Fischer 1. Auflage (2005)

Schuster GS, Lefebvre CA, Wataha JC, White SN.:
Biocompatibility of posterior restorative materials.
J Calif Dent Assoc 24(9):17-31 Review (1996)

Schweikl H., Schmalz G.: Glutaraldehyde-containing dentin bonding agents are mutagens in mammalian cells in vitro.
J Biomed Mater Res 36: 284-288 (1997)

Schweikl H.: Die biologische Wirkung von Monomeren zahnärztlicher Komposite: Charakterisierung induzierter Genmutation *in vitro* und molekulare Analyse HPRT-defizienter V79-Zellen.
Habil. Regensburg (1997)

Schweikl H., Schmalz G., Rackebrandt K.: The mutagenic activity of unpolymerized resin monomers in Salmonella typhimurium and V79 cells.
Mutat Res 415:119-130 (1998)

Schweikl H., Schmalz G.: Triethylene glycol dimethacrylate induces large deletions in hprt gene of V79 cells.
Mutat Res 438:71-78 (1999)

Schweikl H., Schmalz G., Spruss T.: The induction of micronuclei in vitro by unpolymerized resin monomers.
J Dent Res 80(7):1615-20 (2001)

Schweikl H., Spagnuolo G., Schmalz G.:
Genetic and cellular toxicology of dental resin monomers.
J Dent Res 85(10):870-7 Review (2006)

Schweikl H, Hartmann A, Hiller KA, Spagnuolo G, Bolay C, Brockhoff G, Schmalz G.:
Inhibition of TEGDMA and HEMA-induced genotoxicity and cell cycle arrest by N-acetylcysteine.
Dent Mater 23 (6):688-95 (2007)

Schweikl H., Hiller KA., Eckhardt A., Bolay C., Spagnuolo G., Stempfl T., et al.:
Differential gene expression involved in oxidative stress response caused by triethylene glycol dimethacrylate.
Biomaterials 29(10):1377-87 (2008)

Schwengberg S., Bohlen H., Kleinsasser N., Kehe K., Seiss M., Walther U.-I., et al.:
In vitro embryotoxicity assessment with dental restorative materials.
J Dent 33: 49-55 (2005)

Shackelford RE, Kaufmann WK, Paules RS.: Oxidative stress and cell cycle checkpoint function.
Free Radic Biol Med 28(9):1387-404 Review (2000)

Sideridou ID, Achilias DS.: Elution study of unreacted Bis-GMA, TEGDMA, UDMA, and Bis-EMA from light-cured dental resins and resin composites using HPLC.
J Biomed Mater Res B Appl Biomater 74(1):617-26 (2005)

Skehan P et al.: Evaluation of colorimetric protein and biomass stains for assaying drug effects upon humane tumor cell lines.
Proc Am Assoc Cancer Res 30: 2436, (1989)

Skehan P et al.: New colorimetric cytotoxicity assay for anticancer-drug screening.
J Natl Cancer Inst 82: 1107-1112 (1990)

Söderholm KJ, Yang MC, Garcea I.: Filler particle leachability of experimental dental composites
Eur J Oral Sci. 108(6): 555-560 (2000)

Soh N: Recent advances in fluorescent probes for the detection of reactive oxygen species
Anal Bioanal Chem 386(3):532-43 (2006)

Spagnuolo G, Galler K, Schmalz G, Cosentino C, Rengo S, Schweikl H.:
Inhibition of phosphatidylinositol 3-kinase amplifies TEGDMA-induced apoptosis in primary human pulp cells.
J Dent Res 83(9):703-7 (2004)

Spahl W., Budzikiewicz H., Geurtsen W.: Eine Untersuchung zum Restmonomer- und Additiva-Gehalt verschiedener lichthärtender Hybridkomposite.
DZZ 46:471 (1991)

Spahl W., Budzikiewicz H.: Qualitative analysis by gas and liquid chromatography/mass spectrometry of dental resin composites.
Fresenius J Anal Chem 350:648-91 (1994)

Spahl W., Budzikiewicz H., Geurtsen W.: Determination of leachable components from four commercial dental composites by gas and liquid chromatography/mass spectrometry.
J Dent 26:137-145 (1998)

Stanislawski L., Daniau X., Lauti A., Goldberg M.: Factors responsible for pulp cell cytotoxicity induced by resin-modified glass ionomer cements.
J Biomed Mater Res 48(3):277-88 (1999)

Stanislawski L., Soheili-Majd E., Perianin A., Goldberg A.: Dental restorative biomaterials induce glutathione depletion in cultured human gingival fibroblast: Protective effect of N-acetyl cysteine.
J Biomed Mater Res 51:469-74 (2000)

Stanislawski L., Lefeuvre M., Bourd K., Soheili Majd E., Goldberg M., Perianin A.: TEGDMA-induced toxicity in human fibroblasts is associated with early and drastic glutathione depletion with subsequent production of oxygen reactive species.
J Biomed Mater Res 66A: 476-82 (2003)

Stansbury JW.: Curing Dental Resin and Composites by Photopolymerization.
J Esthet Dent 12:300-08 (2000)

Stoschek CM :. Increased uniformity in the response of the coomassie blue G protein assay to different proteins
Anal Biochem 184: 111-116 (1990)

Stryer L.: Visual excitation and recovery.
J Biol Chem 266 (17):10711-4. Review (1991)

Suzuki Y, Lyall V, Biber TU, Ford GD: A modified technique for the measurement of sulfhydryl groups oxidized by reactive oxygen intermediates.
Free Radic Biol Med. 9(6):479-84 (1990)

Taira M., Urabe H., Hirose T., Wakasa K., Yamaki M.: Analysis of photo-initiators in visible-light-cured dental composite resins.
J Dent Res (67) 1: 24-28 (1988)

Tanaka K, Taira M, Shintani H, Wakasa K, Yamaki M.: Residual monomers (TEGDMA and Bis-GMA) of a set visible-light-cured dental composite resin when immersed in water.
J Oral Rehabil 18(4):353-62 (1991)

Terakoda M, Yamazaki M, Tsujimoto Y, KawashimaT, Nagashima K, Ogawa J, et al..: Lipidperoxidation as a possible cause of benzoyl peroxide toxicity in rabbit dental pulp-a microsomal lipid peroxidation in vitro.
J Dent Res 63 (6):901-6 (1984)

Thannickal VJ., Fanburg BL.: Reactive oxygen spezies in cell signaling.
Am J Physiol Lung Cell Mol Physiol 279:L1005-28 (2000)

Theilig C, Tegtmeier Y, Leyhausen G, Geurtsen W.: Effects of BisGMA and TEGDMA on proliferation, migration, and tenascin expression of human fibroblasts and keratinocytes.
J Biomed Mater Res 53(6):632-9 (2000)

Thonemann B, Schmalz G, Hiller KA, Schweikl H.: Responses of L929 mouse fibroblasts, primary and immortalized bovine dental papilla-derived cell lines to dental resin components.
Dent Mater 18(4):318-23 (2002)

Townsend D. M., Tew K. D., Tapeiro H.: The importance of glutathione in human disease.
Biomedicine & Pharmacotherapy 57:145-155 (2003)

Tsuchiya M., Suematsu M., Suzuki H.: In vivo visualization of oxygen radical-dependent photoemission.
Methods Enzymol 233: 128-140 (1994)

Urcan E, Haertel U Styllou M, Hickel R, Scherthan H, Reichl FX.: Real-time xCELLigence impedance analysis of the cytotoxicity of dental composite components on human gingival fibroblasts.
Dent Mater 26 (1):51-58 (2010)

Viohl J., Dermann K., Quast D.: Die Chemie zahnärztlicher Füllungskunststoffe.
Carl Hanser Verlag, München (1986)

Volk J, Engelmann J, Leyhausen G, Geurtsen W.: Effects of three resin monomers on the cellular glutathione concentration of cultured human gingival fibroblasts.
Dent Mater 22(6):499-505 (2006)

Volk J, Leyhausen G, Dogan S, Geurtsen W.: Additive effects of TEGDMA and hydrogenperoxide on the cellular glutathione content of human gingival fibroblasts.
Dent Mater 23(8):921-6 (2007)

Volk J, Ziemann C, Leyhausen G, Geurtsen W.: Non-irradiated camphorquinone induces DNA damage in human gingival fibroblasts.
Dent Mater 25(12):1556-63 (2009)

Walther UI., Walther SC., Liebl B., Reichl FX., Kehe K., Nilius M., Hickel R.: Cytotoxicity of ingredients of various dental materials and related compounds in L2- and A549 cells.
J Biomed Mater Res 63:643-649 (2002)

Walther UI., Siagian II., Walther SC., Reichl FX., Hickel R.: Antioxidative vitamins decrease cytotoxicity of HEMA and TEGDMA in cultured cell lines.
Arch Oral Bio 49: 125-131 (2004)

Wan Q, Rumpf D, Schricker SR, Mariotti A, Culbertson BM.: Influence of hyperbranched multi-methacrylates for dental neat resins on proliferation of human gingival fibroblasts.
Biomacromolecules 2(1):217-22 (2001)

Wataha JC, Hanks CT, Strawn SE, Fat JC.: Cytotoxicity of components of resins and other dental restorative materials.
J Oral Rehabil 21(4):453-62 Review (1994)

Wataha JC.: Priciples of biocompatibility for dental practitioners.
J of Prosthetic Dentistry 86 (2):203-209 (2001)

Watson WH, Yang X, Choi YE, Jones DP, Kehrer JP.: Thioredoxin and its role in toxicology.
Toxicol Sci 78(1):3-14 Review (2004)

Williams DF.: Definitions in biomaterials.
Elsevier, Oxford (1987)

Winter K., Pagoria D., Geurtsen W.: The effect of antioxidants on oxidative DNA damage induced by visible-light-irradiated camphorquinone/N,N-dimethyl-p-toluidine.
Biomaterials 26: 5321-29 (2005)

Yang A., Cardona D.L., Barile F.A.: In vitro cytotoxicity testing with fluorescence-based assays in cultured human lung and dermal cells.
Cell Biol Toxicol 18: 97-108 (2002)

Yoshii E.: Cytotoxic effects of acrylates and methacrylates: relationships of monomer structures and cytotoxicity.
J Biomed Mater Res 15:37(4):517-24 (1997)

7 Anhang

7.1 Abkürzungen

8-oxoG	8-Oxoguanine
3T3	immortalisierte Zelllinie, Mausfibroblasten
AHZ	Anheftungszeit
ANOVA	*analysis of variance*
Arg	Arginin
ATM	Serin/Threoin spezifische Protein-Kinase, *ataxia teleangiectasia mutated*
ATP	Adenosintriphosphat
BfArM	Bundesinstitut für Arzneimittel und Medizinprodukte
BGA	Bundesgesundheitsamt
BSA	Bovines Serum Albumin
BHT	butyliertes Hydroxytoluol
BHZ	Behandlungszeit
Bis-DMA	Bisphenol A Dimethakrylat
Bis-GMA	Bisphenol A Glycidyl-Methakrylat
CAT	Catalase
CEN	Europäisches Komitee für Normung
CBBG	Coomassie Brilliant Blau G-250, Farbstoff
Cox-2	Cyclooxygenase-2
CQ	Campherchinon
Cys	Cystein
D	Dalton, Einheit der molekularen Masse
DCF	*2',7'-dichlorofluorescein*
DCFH	*2',7'-dichlorodihydrofluorescein*
DCFH-DA	*2',7'-dichlorodihydrofluorescein-diacetate*
DDMA	*1,10-decane-diol-dimethacrylate*
DEAE	Diethylaminoethanol
DEGDMA	Diethylenglycol-Dimethakrylat
DGEBA	Bisphenol-A-Diglycidylether
DIN	Deutsches Institut für Normung e.V.

DIT	DNA-Synthese-Inhibitionstest
DMA	N,N-Dimethylanilin
DMABEE	Diethylaminobenzoesäureethylester
DMAPE	4-N,N-Dimethylamino-phenylethanol
DMEM	*Dulbeccos Modified Eagle Medium*
DMSO	Dimethylsulfoxid
DMT	N,N-Dimethyl-*p*-toluidin
DNA	*desoxyribonucleic acid* (Desoxyribonukleinsäure, DNS)
DTNB	*dithionitrobenzoic-Acid*
ED	effektive Dosis
ED_{50}	effektive Dosis mit 50 prozentiger Hemmung des Zellwachstums
ED_{10}	effektive Dosis mit 10 prozentiger Hemmung des Zellwachstums
EDTA	Ethylendiamintetraacetat
EGDMA	Ethylenglycol-Dimethakrylat
Em	Emissionswellenlänge
EN	Europäische Normen
EST	Maus ES Zelltest
Ex	Anregungswellenlänge
FKS	Fötales Kälberserum
γ-GCS	γ-Glutamyl-Cystein-Synthetase
GIZ	Glasionomerzement
Glu	Glutamin
Gly	Glycin
GPx	Glutathion-Peroxidase
GR	Glutathion-Reduktase
GSH	Glutathion
GSSG	Glutathiondisulfid
GST	Glutathion-S-Transferase
H33342	Fluoreszenz-Farbstoff Bisbenzimid Hoechst 33342
HaCat	immortalisierte Keratinozyten
HBSS	*hanks buffered salt solution*
HCP	permanente Zelllinie
HeLa	permanente Zelllinie, humane Epithelzellen aus Zervix-Karzinom
HEMA	(2-Hydroxyethyl)methakrylat
HEPES	4-(2-Hydroxyethyl)-1-piperazinethansulfonsäure

HGF	humane Gingivafibroblasten
His	Histidin
HIV	Humanes Immundefizenz-Virus
HMBP	2-Hydroxy-4-Methoxybenzophenon
HPF	humane Pulpafibroblasten
HPLF	humane Parodontalligamentfibroblasten
HPLC	*High Performance Liquid Chromatography*
ICAM-1	Interzellulares Adhesion Molekül 1
INT	Tetrazoliumsalz (2([4-Iodophenyl]–3-[4-nitrophenyl]–5-phenyltetrazoliumchlorid)
ISO	*International Organization for Standardization*
IU	*International Unit*, Internationale Einheit
K1	Lösungsmittelkontrolle (0,5 % DMSO)
K2	Mediumkontrolle (DMEM ohne DMSO)
K3	Kontrolle mit Triton (1 % Triton)
L929	Mausfibroblasten
LDH	Lactatdehydrogenase
Lys	Lysin
MAO	Monoaminooxidase
MAP	mitogen aktivierte Protein Kinase
MBBr	Monobrombiman
MM	Molekularmasse
MPG	Medizinproduktegesetz
MTT	3-(4,5-Dimethylthiazol-2-yl)-2,5-diphenyl tetrazolium bromid
NAC	N-Acetylcystein
NAD^+	oxidierte Form von Nicotinamid-Adenin-Dinukleotid
NADH	reduzierte Form von Nicotinamid-Adenin-Dinukleotid
NADPH	reduzierte Form von Nicotinamid-Adenin-Dinucleotid-Phosphat
NIOSH	*National Institute for Occupational Safety and Health*
NMR	Nuklear-Magnet-Resonanz-Spektroskopie
P	Passage
PBS	Phosphatgepufferte Salzlösung
PGE_2	Prostaglandin-E_2
Phe	Phenylalanin
PI	Propidiumiodid, *propidiumiodide assay*

PI3-K	Phosphatidylinositol 3-Kinase
RNA	*ribonucleic acid* (Ribonukleinsäure, RNS)
ROS	reaktive Sauerstoffspezies
RT	Raumtemperatur
RTECS	*Registry of Toxic Effects of Chemical Substances*
SH	SH-Gruppe, Sulfhydryl-Gruppe
SOD	Superoxid-Dismutase
SRB	Sulforhodamin B
TEGDMA	Triethylenglycol-Dimethakrylat
THP-1	humane Lymphozyten
TNF-α	Tumornekrosefaktor-Alpha, Zytokin des Immunsystems
Tris	2-Amino-2-(hydroxymethy)-propan-1,3-diol
Trolox	Vitamin E-Derivat
Trp	Tryptophan
Trx	Thioredoxin
TrxR	Thioredoxin-Reduktase
TXNIP	Gen für die zelluläre Redox-Balance
Tyr	Tyrosin
UDMA	Urethandimethakrylat
umu-Test	prokaryotischer Gentoxizitätstest
UV	Ultraviolettstrahlung
V79	permanente Zelllinie, Hamsterzellen
VOCO	VOCO GmbH, Dentalfirma Cuxhaven
well	Vertiefung in Mikrotiterplatten
XTT	spektrophotometrischer Zytotoxizitätstest mit Tetrazoliumsalz

7.2 Chemische Elemente/Verbindungen

C – Kohlenstoff

CH_3COOH – Essigsäure

$C_{14}H_{22}O_6$ – TEGDMA

$C_{29}H_{36}O_8$ – Bis-GMA

$C_{10}H_{14}O_2$ – CQ

CO_2 – Kohlenstoffdioxid

Cu(I) – Kupfer einwertig

Cu(II) – Kupfer zweiwertig

Fe(I) – Eisen einwertig

Fe(II) od. Fe^{2+} – Eisen zweiwertig

Fe(III) od. Fe^{3+} – Eisen dreiwertig

HBr – Bromwasserstoff

HCl – Salzsäure

H_2O – Wasser

H_2O_2 – Wasserstoffperoxid

H_3PO_4 – Phosphorsäure

KCl – Kaliumchlorid

KH_2PO_4 – Kaliumhydrogenphosphat

LO• – Alkoxyradikal

LOO• – Peroxyl-Radikal

LOOH – Lipidhydroperoxid

NAD^+ – oxidierte Form von Nicotinamid-Adenin-Dinukleotid

$NADH+H^+$ – reduzierte Form von Nicotinamid-Adenin-Dinukleotid

NaCl – Natriumchlorid, Kochsalz

$NaHCO_3$ – Natriumhydrogencarbonat

Na_2HPO_4 – Dinatriumhydrogenphosphat

NaOH – Natriumhydroxid, Natronlauge

$^1O_2$ – Singulett Sauerstoff

O_2 – Sauerstoff

O_3 – Ozon

$O_2•^-$ – Superoxid-Anion

O2-• – Superoxid-Radikal

OCl^- – Hypochlorige Säure

OH•–Hydroxyl-Radikal

OH^- – Hydroxidion

R – Rest

SiO_2 – Siliziumdioxid

7.3 Danksagung

Die vorliegende Arbeit wurde an der Medizinischen Hochschule Hannover in der Klinik für Zahnerhaltung, Parodontologie und Präventive Zahnheilkunde unter der Leitung von Herrn Prof. Dr. Werner Geurtsen angefertigt, dem ich für die Überlassung des Themas, die Bereitstellung des Arbeitsplatzes und die wissenschaftliche Betreuung vielmals danke.

Mein ganz besonderer Dank gilt außerdem:

Frau Dr. G. Leyhausen für die wissenschaftliche Betreuung und ausdauernde Unterstützung bei der Durchführung dieser Arbeit.

Herr Dr. J. Volk für die unendliche Geduld über einen so langen Zeitraum, insbesondere für die wissenschaftliche Betreuung und die unermüdliche moralische Unterstützung.

Frau A. Beckedorf für die freundliche Unterstützung bei der Durchführung der experimentellen Arbeiten dieser Arbeit und die unendliche Hilfsbereitschaft.

Allen Angehörigen der Arbeitsgruppe möchte ich für das gute Arbeitsklima und die große Hilfsbereitschaft danken.

Frau Anne Jäger für das äußerst schnelle und kompetente Lektorat und Korrektorat.

Meinem Bruder Til für die kompetente Unterstützung bei der Formatierung und bei allen PC-Fragen.

Die experimentellen Arbeiten der vorliegenden Arbeit wurden in der Zeit von Januar bis September 2005 durchgeführt.

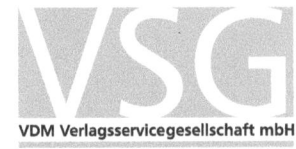

Die VDM Verlagsservicegesellschaft sucht für wissenschaftliche Verlage abgeschlossene und herausragende

Dissertationen, Habilitationen, Diplomarbeiten, Master Theses, Magisterarbeiten usw.

für die kostenlose Publikation als Fachbuch.

Sie verfügen über eine Arbeit, die hohen inhaltlichen und formalen Ansprüchen genügt, und haben Interesse an einer honorarvergüteten Publikation?

Dann senden Sie bitte erste Informationen über sich und Ihre Arbeit per Email an *info@vdm-vsg.de*.

Sie erhalten kurzfristig unser Feedback!

VDM Verlagsservicegesellschaft mbH
Dudweiler Landstr. 99   Telefon +49 681 3720 174
D - 66123 Saarbrücken   Fax   +49 681 3720 1749

www.vdm-vsg.de

Die VDM Verlagsservicegesellschaft mbH vertritt

 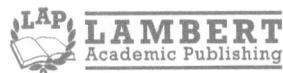 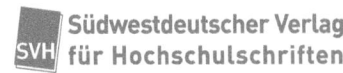

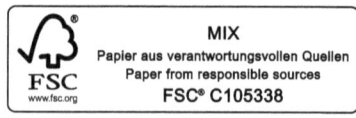

Printed by Books on Demand GmbH, Norderstedt / Germany